하루 5분
윤주코치 5cm+ 운동법

이 책의 판권은 ㈜베가북스가 소유합니다. 저작권법에 따라 보호받는 저작물이므로 무단 전재와 복제를 금합니다. 이 책의 전부 또는 일부를 이용하거나 유튜브 동영상, 오디오북, 요약자료 등으로 생성 및 유포할 때도 반드시 사전에 ㈜베가북스의 서면 동의를 받아야 합니다. 더 자세한 사항은 ㈜베가북스로 문의 부탁드립니다.

홈페이지 | www.vegabooks.co.kr   **이메일** | info@vegabooks.co.kr
블로그 | http://blog.naver.com/vegabooks
인스타그램 | @vegabooks   **페이스북** | @VegaBooksCo

하루 5분
윤주코치 5cm⁺
운동법

윤주코치 지음

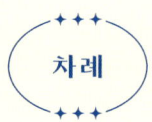

차례

윤주코치 인사말	008
이 책의 사용법	010

CLASS 1 | 키 5cm 커 보이는 윤주코치 기본자세

키 5cm 커 보이는	바르게 앉기	014
키 5cm 커 보이는	바르게 서기	018
키 5cm 커 보이는	바르게 엎드리기	021
키 5cm 커 보이는	바르게 눕기	023
키 5cm 커 보이는	호흡	024
키 5cm 커 보이는	골반 움직임: 중립, 임프린트	026
키 5cm 커 보이는	브릿지	030
키 5cm 커 보이는	브릿지 응용	034
키 5cm 커 보이는	한 다리 브릿지	036

CLASS 2 | 키 5cm 커 보이는 윤주코치 스트레칭

다리 라인 만들기	이상근 스트레칭	042
다리 라인 만들기	장요근 스트레칭	044
다리 라인 만들기	아이싱	047
상체 라인 다듬기	목 스트레칭	048
상체 라인 다듬기	팔 스트레칭 3종	050
상체 라인 다듬기	어깨 후방 관절낭 스트레칭	056

CLASS 3 | 키 5cm 커 보이는 윤주코치 스플릿 스트레칭

기본 시리즈	플렉스-포인	060
기본 시리즈	상체 내려가기	062
기본 시리즈	개구리 자세	064
킥 시리즈	골반 서클	066
킥 시리즈	오른 다리 킥	070
킥 시리즈	왼 다리 킥	077
킥 시리즈	사이드 킥	083
사이드 스플릿	벽 스플릿	085
사이드 스플릿	골반 세우기	087
사이드 스플릿	골반 세우기와 움직임	089
사이드 스플릿	완성 동작	093
프론트 스플릿	장요근-햄스트링 스트레칭 연결하기	095
프론트 스플릿	완성 동작	098

CLASS 4 | 키 5cm 커 보이는 윤주코치 하체 운동

리버스 런지	벽 런지	102
리버스 런지	본 동작	106
싸이 스트레치	예비 동작	108
싸이 스트레치	본 동작	109
싸이 스트레치	고관절 연습과 응용	111
스쿼트 4종 세트	기본 스쿼트	115
스쿼트 4종 세트	랩핑 스쿼트	118
스쿼트 4종 세트	윗엉덩이 스쿼트	120
스쿼트 4종 세트	스쿼트 클램	125
이것만 하면 된다	키 5cm 커 보이는 시퀀스	128

CLASS 5 | 키 5cm 커 보이는 윤주코치 전신 운동

플랭크	예비 자세	132
플랭크	기본자세	136
플랭크 응용	힙 익스텐션	138
플랭크 응용	골반 트위스트	140
플랭크 응용	돌핀 플랭크	142
사이드 플랭크	예비 자세	144
사이드 플랭크	기본자세	146
사이드 플랭크 응용	힙 업다운	148
사이드 플랭크 응용	인어공주 동작	150
이것만 하면 된다	플랭크 5분 시퀀스	152

CLASS 6 | 키 5cm 커 보이는 윤주코치 식단

윤주코치의 정석 식단 — 156
정석 식단을 기반으로 한 4주 식단표 — 157
정석 식단을 지킬 수 없을 때 어떻게 해야 할까? — 161

마무리 — 162
[초판 한정 부록] 하루 10분 윤주코치의 시크릿 시퀀스 영상 강의 — 163

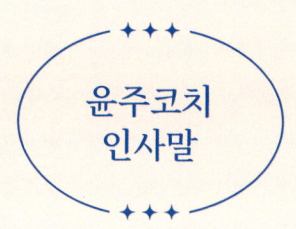

윤주코치
인사말

안녕하세요, 윤주코치입니다!

제가 온라인 클래스를 운영한 지 벌써 8년 차에 접어들었습니다. 오프라인에서는 제가 개인적으로 바꿔드릴 수 있는 회원님들이 아주 많아도 20명~30명이었다면, 온라인에서는 저를 통해 수많은 분들의 몸을 바꾸고 인생을 바꿔드리고 있습니다.

"저는 몸을 바꾸면 인생이 바뀐다고 믿습니다.
몸을 변화시키는 것은, 단순히 몸이 아닌 인생 전반을 변화시키는 일입니다."

이 책은 지속해서 업그레이드해 온 저의 방법론과 회원님들의 변화 경험을 모두 총망라하고 있습니다. 특히 제 주력 분야인 바른 체형과 곧은 정렬을 통해 내가 가지고 있는 키보다 5cm 더 커 보이게 만들어드리는 운동법을 모두 담고 있으니 하나씩 차근차근 함께해주시면 좋을 것 같습니다.

제가 필라테스를 처음 접한 것은 2016년이었습니다. 이전의 아마추어 피겨 스케이트 선수 생활을 마치고 제게 남은 것은 마치 이등분되어 보이는 두꺼운 앞 허벅지와 종아리, 운동화를 신으면 안 그래도 작은 키가 더 작아 보이는 모습이었지요.

그때부터 저는 필라테스를 통해 무너진 체형을 바꾸고 저의 라인을 곧고 길게 만드는 운동에만 집중한 결과 지금의 바디라인을 가지게 되었습니다. 얼마 전 건강검진에서 키를 재보니 정확히 159.5cm가 나오더군요. 하지만 저를 만나는 회원님들은 모두들 저를 5cm는 더 크게 생각합니다. 그러다가 우연히 나란히 서게 되면 "어머 선생님~?" 하고 웃으면서 놀라기도 하지요.

이 책은 160cm가 안 되는 저의 키를 5cm는 더 크게 보이는 마법의 비법을 모두 담고 있습니다. 운동을 한 번도 접해보지 않았더라도 오랜 시간 운동을 쉬었더라도 하나씩 따라 하다 보면, "오, 나 왜 이렇게 바른 자세로 밥을 먹고 있지?" "청바지를 입었는데 전보다 다리가 훨씬 길어 보이네?" 같은 느낌을 받게 될 거예요.

그럼 저희 키 5cm 커 보이는 시크릿 운동을 함께 시작해볼까요?

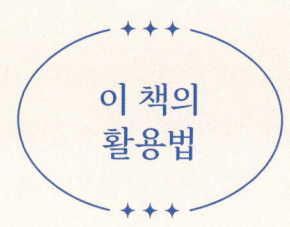

온라인 클래스로 수많은 회원님들을 만나고 오프라인 강좌에서 수업을 하다 보면 개개인 지닌 속도가 모두 다르다는 걸 알게 됩니다. 그동안 운동을 해오셨는지, 앉아 있는 생활을 오래 하셨는지, 어떤 생활 습관과 체질을 가지고 있는지 등 개개인의 히스토리에 따라 운동력은 다를 수밖에 없어요.

"중요한 것은 타인과 비교하지 않기."

이 책을 보면서 저와 함께 운동하게 되면 다른 사람을 신경 쓸 일이 없습니다. 하루에 동작을 몇 개 했는지, 몇 장을 봤는지 책의 진도나 속도에 전혀 연연하지 않아도 됩니다. 우리 모두 나의 시간과 속도가 있기 때문에 모든 것은 나의 시간에 맞춰서 꼭꼭 씹어 익혀보세요.

우리 독자분들이 필요로 하신다면 북클럽 스터디로 함께 도와드릴게요. 우리 함께 매일 한 동작만 따라 해보고 윤주코치에게 무엇이든지 물어보는 건 어떨까요? 윤주코치는 우리 독자님들을 위해 언제나 준비하고 있답니다!

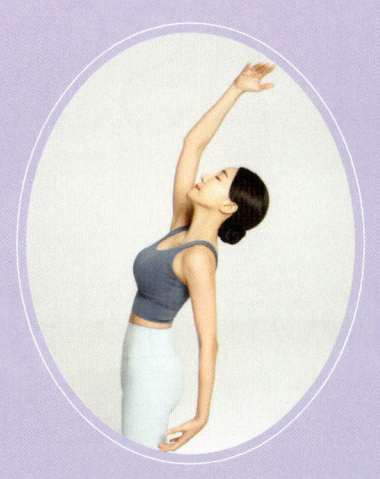

CLASS 1

키 5cm 커 보이는
윤주코치 기본자세

아마도 이 책을 보고 있는 우리 독자님들은 성장기에 있는 친구들보다는 이미 성장이 끝난 성인분들이 대부분일 것으로 생각합니다. 어쩌면 호르몬의 영향으로 또 다른 삶의 변화를 맞고 있는 분들도 있겠지요.

우리 모두 성인이기 때문에 이미 다 큰 키를 제가 더 늘려드릴 수는 없어요. 간혹 '필라테스를 배우고 키가 커졌어요'라고 하는 경우가 있는데요. 정확하게는 키가 커졌다기보다는 굽었던 자세가 올바른 자세가 되면서 숨겨진 키를 발견하고 올곧은 체형으로 자세가 더욱 건강하게 바뀌었다고 할 수 있습니다.

저는 키를 더 늘려드릴 수는 없지만, 키가 더 커 보이게 만들어드릴 수는 있습니다.

제 키를 재보면 숨을 호읍 마시고 몸을 한껏 부풀린 채로 숨을 참으면 160cm가 넘는 키로 나오고 그렇게 쪼잔한(?) 방법을 쓰지 않는다면 160cm가 아주 간당하게 안 되는 키로 나오곤 하는데요. 제가 다음 방법들로 저의 자세를 바꾸어나가고, 호흡을 연습하고, 체형을 올곧게 만들면서부터는 저를 보는 분들이 제 키보다 5cm는 더 크게 보곤 합니다. 물론 옆에 나란히 서지 않는 전제하에서요.

이번 장에서는 키 커 보이는 바른 자세, 그리고 기본적인 골반 움직임과 웜업 동작들을 함께 배워보려고 합니다. 특히 자세와 관련된 골반 디테일은 정말 깊게 공부하고 연구하지 않으면 모르는 디테일들이 숨겨져있으니 꼭 참고해주세요.

저는 두 개의 자격증을 취득했는데요. 미국에 본사를 둔 협회 자격증을 취득하기 위해 1년이 넘는 시간과 에너지를 투자했습니다. 지금부터 다양한 워크샵을 다니며 윤주코치화 시킨 디테일한 운동법을 함께 배워봐요.

난이도	세트
☆☆☆☆★	10초

키 5cm 커 보이는 | 바르게 앉기

어떻게 앉는 것이 바르게 앉는 자세일까요?

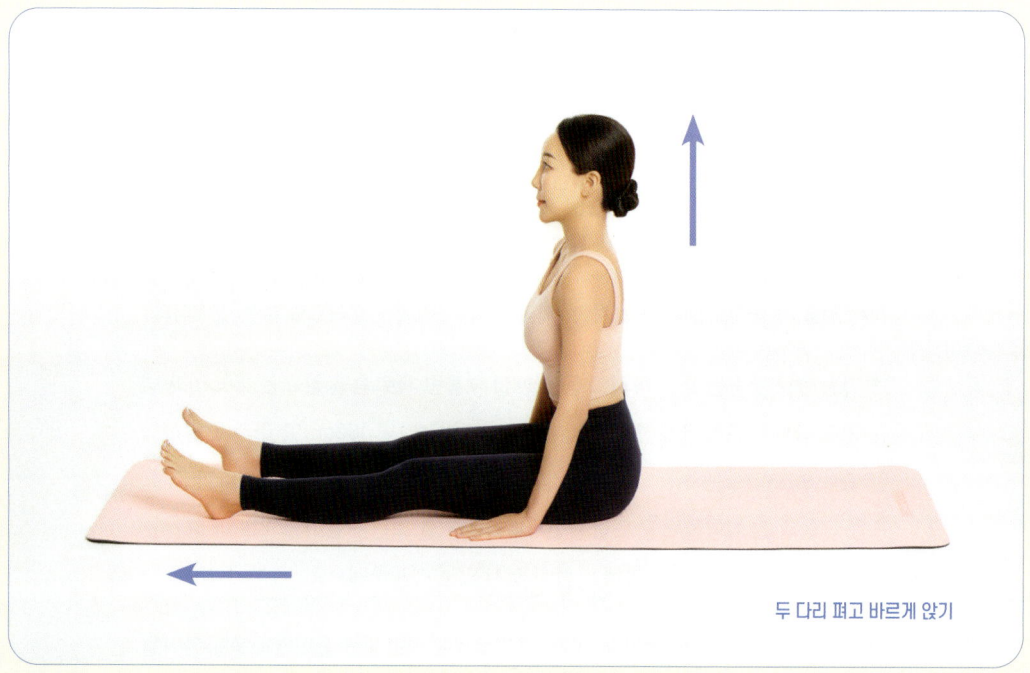

두 다리 펴고 바르게 앉기

1 먼저 두 다리를 펴고 앉아주세요. 골반부터 내 정수리까지 길어진다 생각하고 '벽에 기대어 있다'라고 생각하는 것이 가장 좋아요.

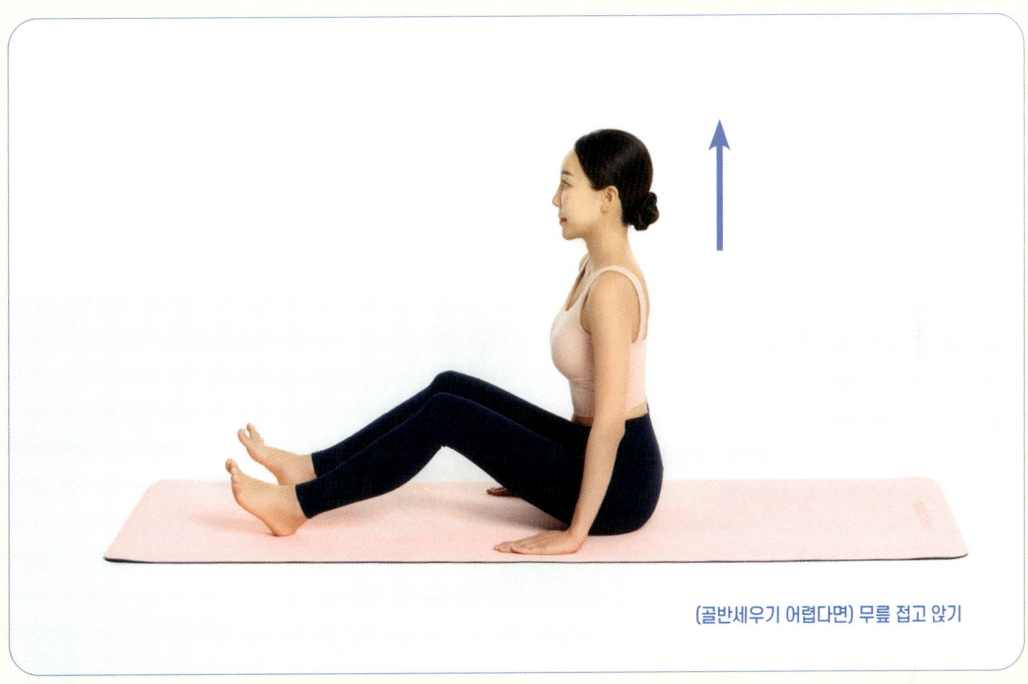

(골반세우기 어렵다면) 무릎 접고 앉기

2 골반을 세우기 어려운 분들은 두 무릎을 살짝 접고 골반을 세우는 것부터 하면 좋습니다. 다리를 다 펴고 앉지 않아도 돼요. 무릎을 접고 골반을 세우고 길어지는 느낌! 기억해주세요.

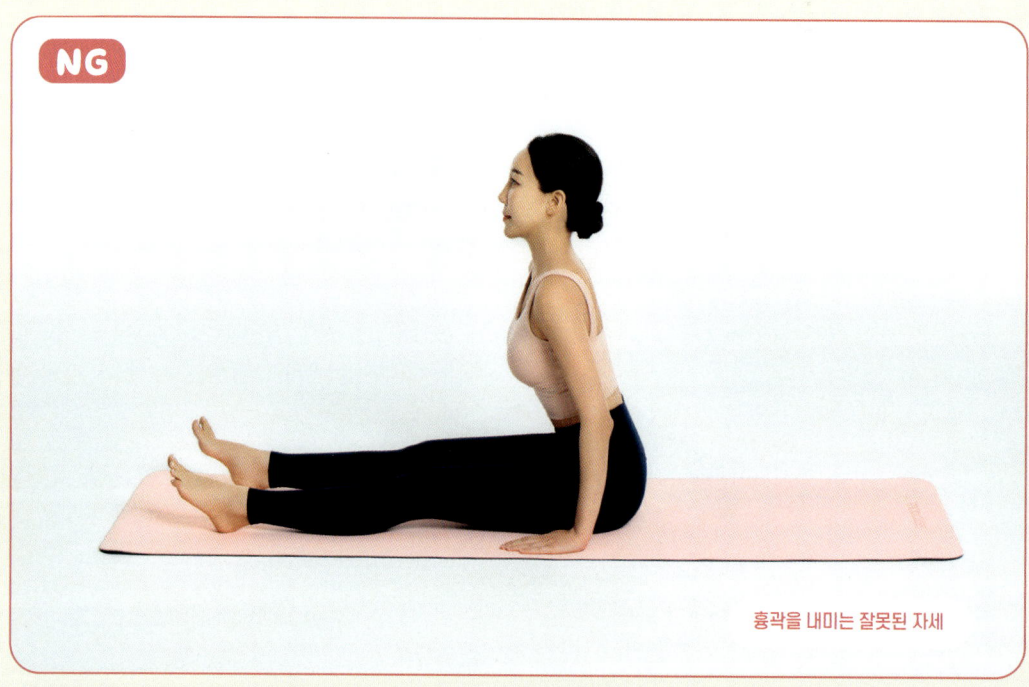

흉곽을 내미는 잘못된 자세

3 또는 가슴을 내밀고 허리를 꺾어서 척추의 정상 만곡이 아닌 과한 만곡을 만드는 분들이 있습니다. 가슴이 들리고 흉곽이 열린 상태인데 그걸 바른 자세로 인식하고 나는 길어지고 있다고 생각하는 분들 또한 의외로 많습니다.

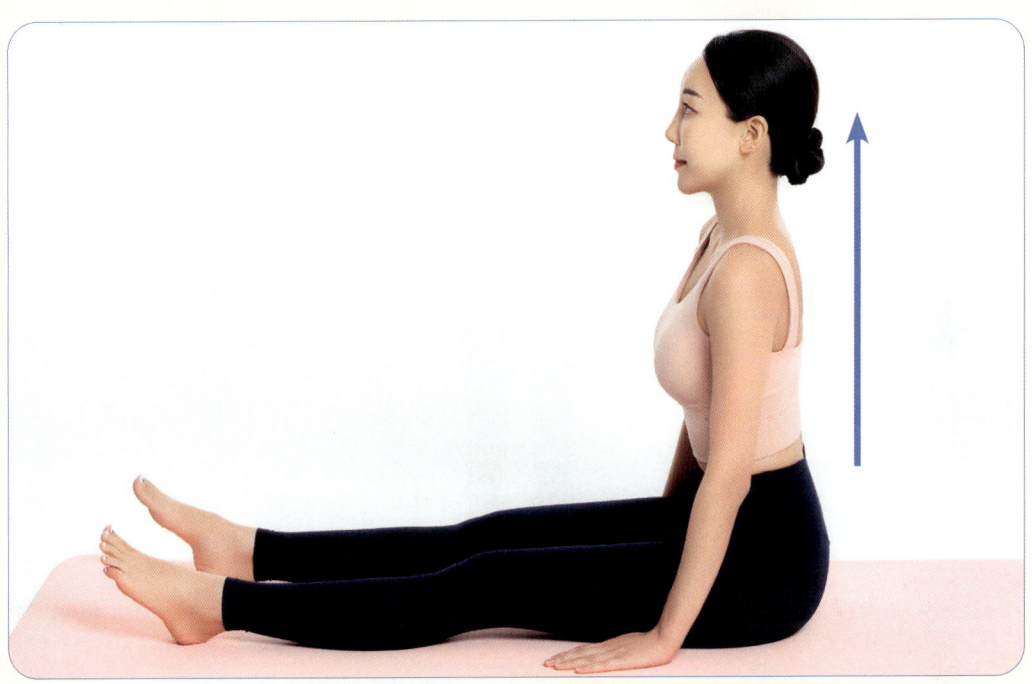

④ 항상 내 등이 가상의 벽에 붙어있다고 상상해주세요. 그리고 한숨 쉬듯 후~ 들려있는 가슴을 가라앉히고 열려있는 흉곽을 정상 각도로 되돌려봅니다. 이게 어렵다면 등을 가상의 벽에 붙이고 '누가 내 정수리를 잡아당긴다' 상상하는 정도로만 해도 좋아요.

난이도	세트
☆☆☆☆★	10초

키 5cm 커 보이는 | 바르게 서기

두 발의 간격은 골반 너비, 골반 앞에 튀어나온 양쪽 뼈 간격이라고 생각하면 쉬워요.

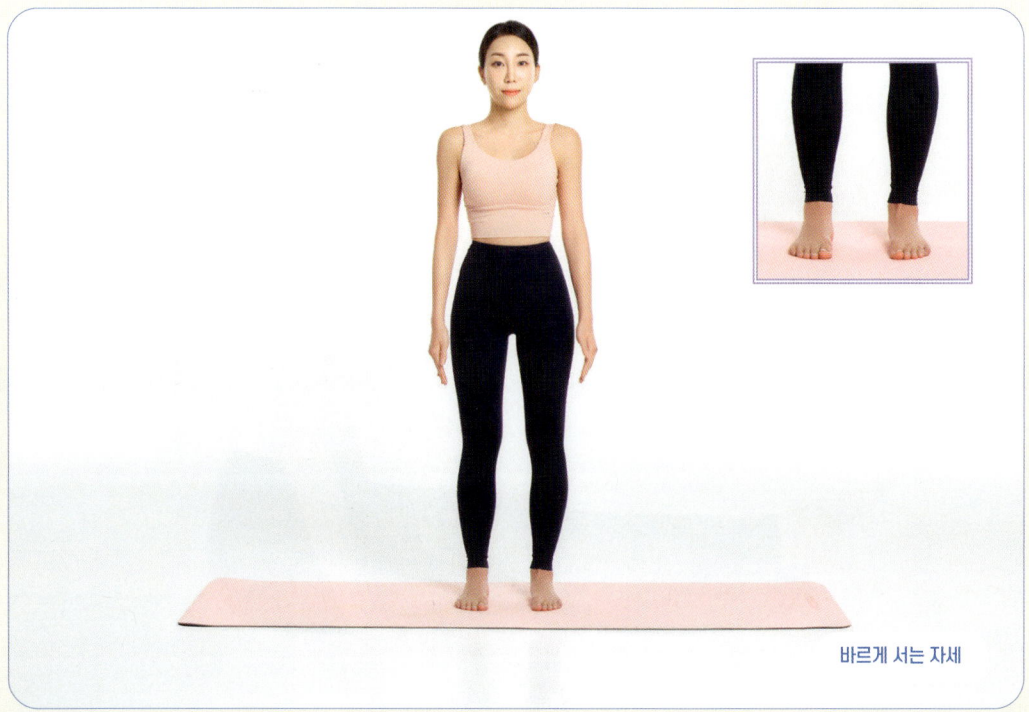

바르게 서는 자세

1 골반 간격으로 발 너비를 맞추었다면 내 발 모양을 봐주세요. 보통 발 모양이 일자가 아닌 살짝 팔자로 열려있는 경우가 많을 거예요. 엄지발가락부터 뒤꿈치까지 일직선을 맞추어주세요.

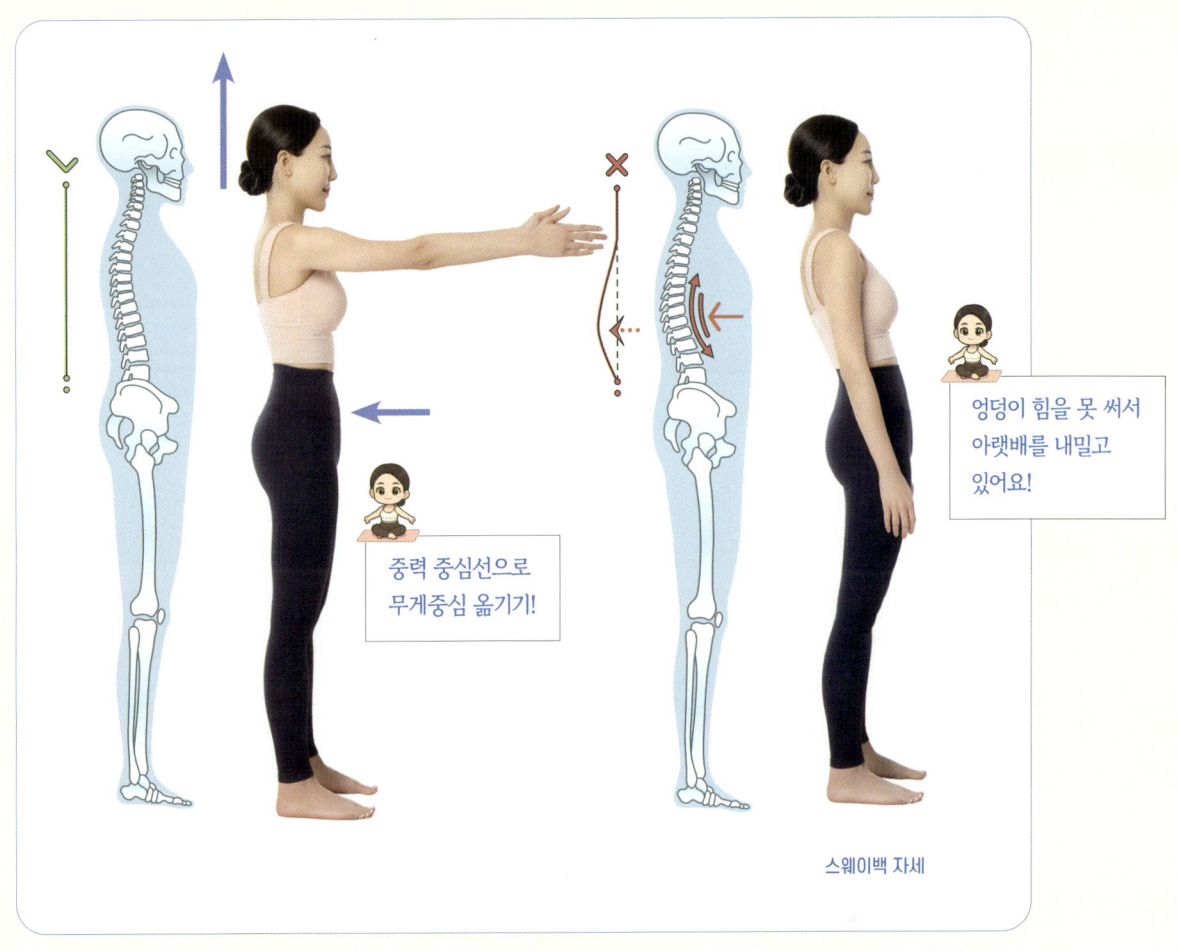

스웨이백 자세

2 현대인들은 엉덩이 힘을 못 쓰고 골반과 아랫배를 밀어내어 서 있는 Sway-back 체형이 많습니다. 바르게 서는 자세를 하기 위해서 무게중심을 중력 중심선으로 옮겨볼 거예요.

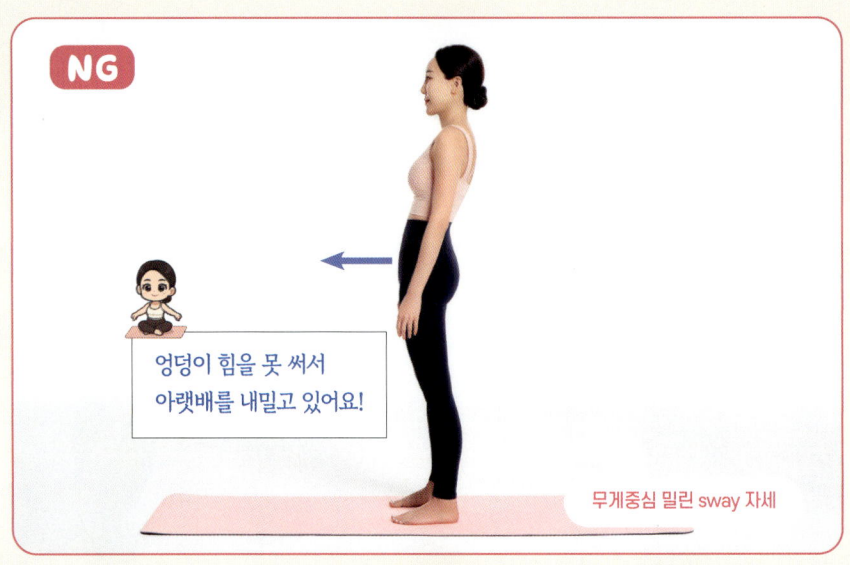

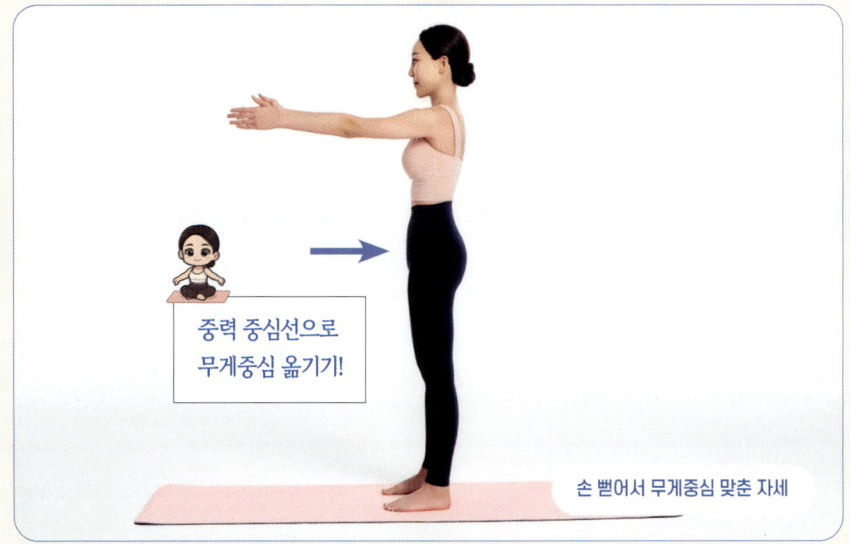

3 양손을 앞으로 뻗어 고개를 숙이지 않고 발끝을 보려고 해보세요. 자연스럽게 무게중심이 중력 중심선으로 옮겨가면서 발 앞에 쏠려있던 무게중심이 발뒤꿈치로 50% 이동하게 되고, 복부와 엉덩이 힘이 반사적으로 자연스럽게 들어가게 됩니다. 발 어떻게 해야지, 배 힘줘야지, 이렇게 각각 따로따로 생각하지 않아도 돼요.

난이도	세트
☆☆☆☆★	10초

키 5cm 커 보이는 | 바르게 엎드리기

엉덩이 운동을 할 때 허리만 아프지 않기 위해서는 바르게 엎드리는 디테일한 방법을 배우는 것이 중요합니다.

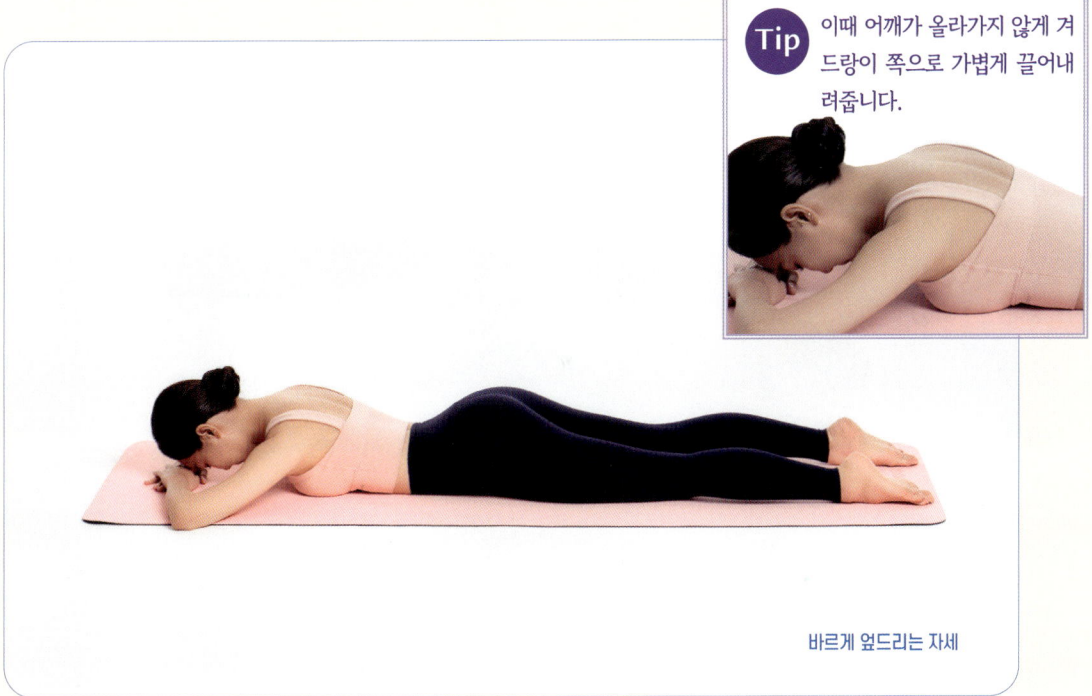

Tip 이때 어깨가 올라가지 않게 겨드랑이 쪽으로 가볍게 끌어내려줍니다.

바르게 엎드리는 자세

1 손등 위에 이마를 대고 두 다리는 어깨너비로 넓게 열어주세요.

그 다음 골반 움직임을 배울 거예요.
이게 가장 중요합니다.

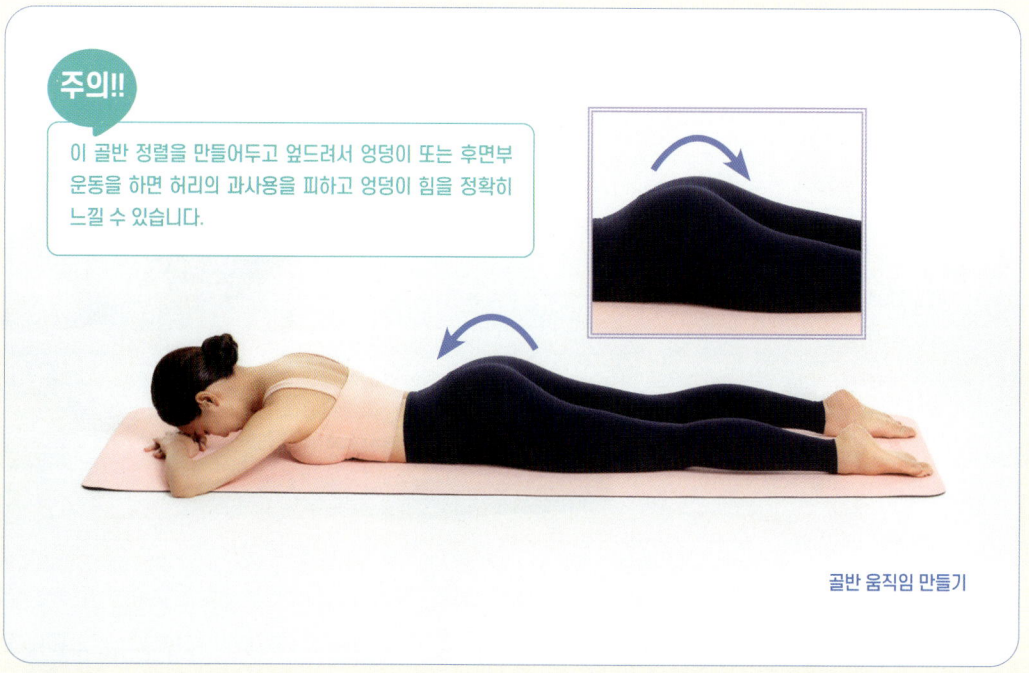

주의!!
이 골반 정렬을 만들어두고 엎드려서 엉덩이 또는 후면부 운동을 하면 허리의 과사용을 피하고 엉덩이 힘을 정확히 느낄 수 있습니다.

골반 움직임 만들기

2 골반을 과장되게 오리 엉덩이를 만들었다가 그 반대로 쓸어내려 보세요(오리 엉덩이 반대). 그럼 배꼽 아래 나만 느껴지는 살짝 간격이 느껴지고 내 복부와 엉덩이에 가볍게 힘이 들어가는 느낌이 있을 거예요. 혹시나 배꼽 아래 간격이 느껴지지 않아도 괜찮습니다. 골반을 오리 엉덩이 반대로 쓸어내리는 움직임만 만들면 돼요.

난이도	세트
☆☆☆☆★	10초

바르게 눕기

키 5cm 커 보이는

가장 기본이지만 정확히 설명하기 어렵죠. 바르게 눕는 자세를 쉽게 알려드릴게요.

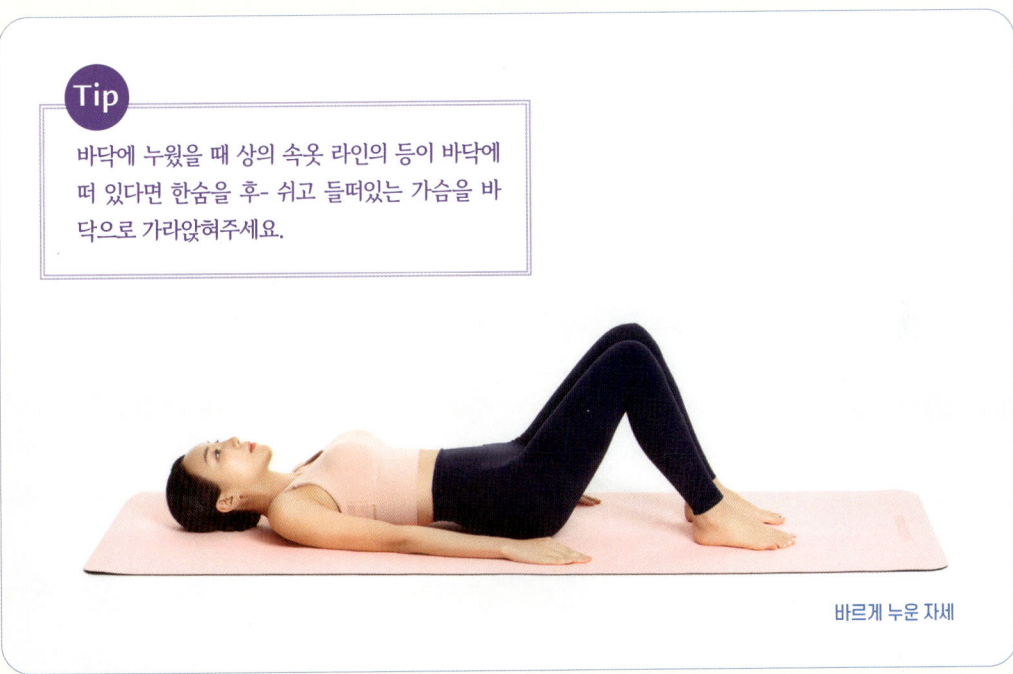

Tip
바닥에 누웠을 때 상의 속옷 라인의 등이 바닥에 떠 있다면 한숨을 후- 쉬고 들떠있는 가슴을 바닥으로 가라앉혀주세요.

바르게 누운 자세

1 천장 보고 누워서 두 다리는 산 모양으로 접어주세요.

2 등 뒤에 벽이 있다 생각하고 벽에 기대어 있다고 상상해주세요. 등은 붙어있고 목과 허리에는 가볍게 만곡이 있습니다.

난이도	세트
☆☆☆☆★	5회

키 5cm 커 보이는 | 호흡

"호흡이 좋지 않으면 다른 기능이 좋을 수가 없다"라는 말이 있어요. 우리 몸의 기본이 되는 호흡, 차근차근 배워보아요.

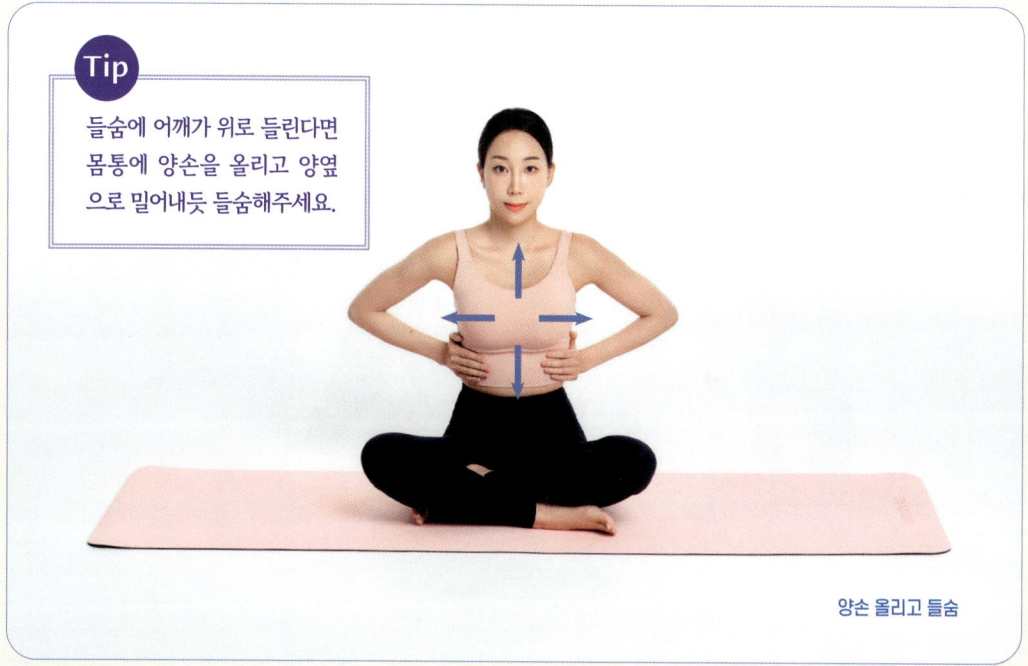

Tip 들숨에 어깨가 위로 들린다면 몸통에 양손을 올리고 양옆으로 밀어내듯 들숨해주세요.

양손 올리고 들숨

1 숨을 코로 들이마시고 입으로 내쉬어주세요. 코로 들이마시면서 내 몸통이 앞뒤 양옆으로 커지는 것을 느껴보세요.

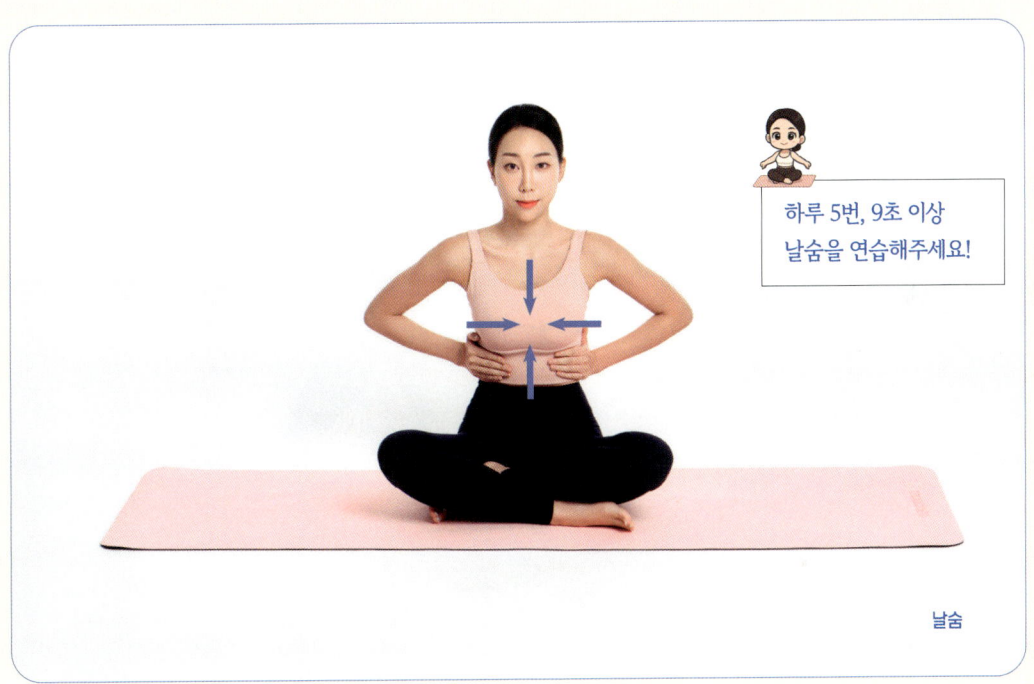

날숨

하루 5번, 9초 이상
날숨을 연습해주세요!

2 날숨은 9초 이상 길게 내뱉는 것을 연습해주세요. 마지막 끝숨에 배꼽을 안쪽+위쪽으로 살짝 끌어올리는 연습까지 하면 횡격막 활성화에 도움이 됩니다.

키 5cm 커 보이는 | 골반 움직임: 중립, 임프린트

난이도 ☆☆☆☆★　**세트** 10회 3세트

우리 몸을 인지하는 첫 번째는 골반 움직임으로부터 시작합니다. 틈나는 대로 골반 움직임 연습만 잘해도 허리 건강에 큰 도움이 돼요!

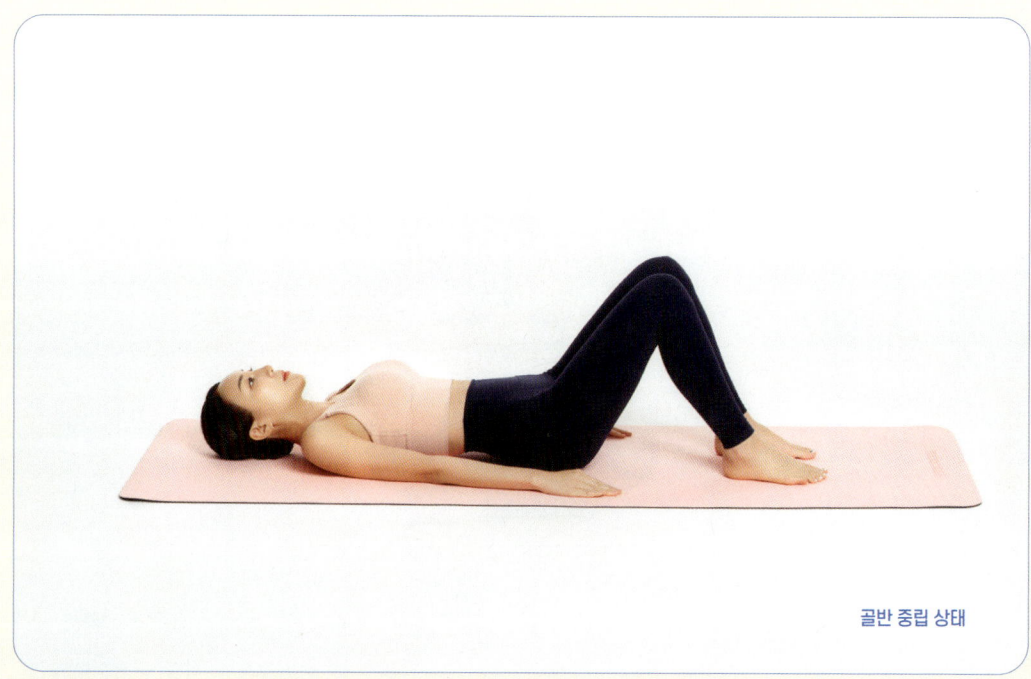

골반 중립 상태

1 바른 자세로 누웠을 때 등이 붙어있고 목과 허리에 가벼운 만곡이 있다면 그때 골반 정렬도 바른 정렬, 즉 중립 정렬 상태입니다.

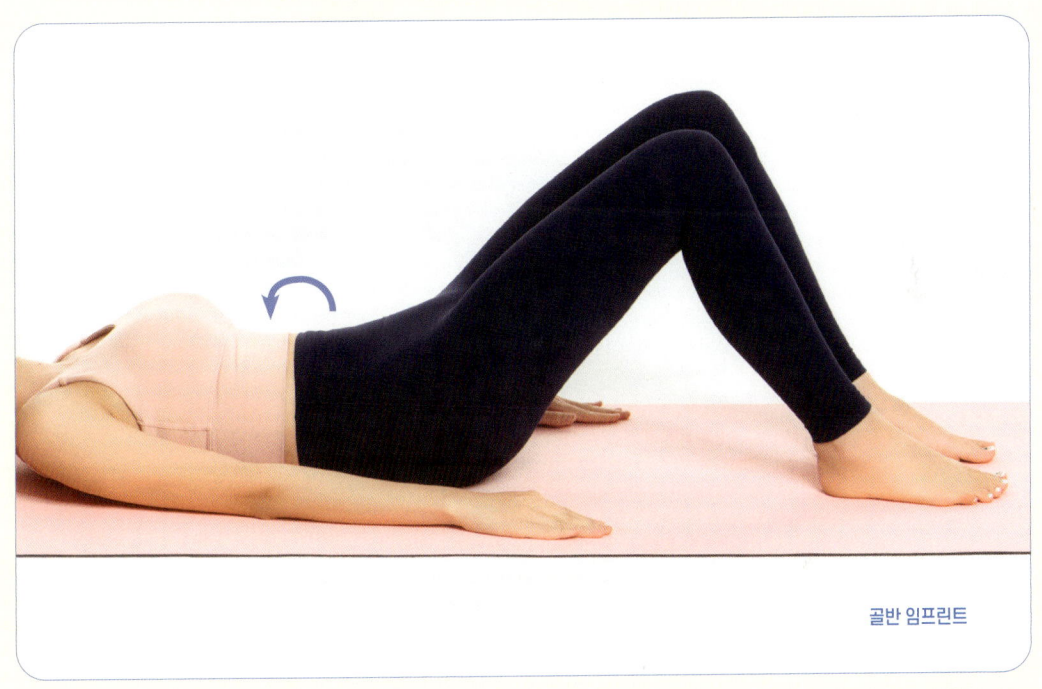

골반 임프린트

2 이번에는 골반 위에 양손을 올려두고 골반을 내 얼굴 쪽으로 기울여주세요. 골반이 기울여지면서 등과 허리가 바닥에 밀착될 거예요. 이게 임프린트 상태입니다.

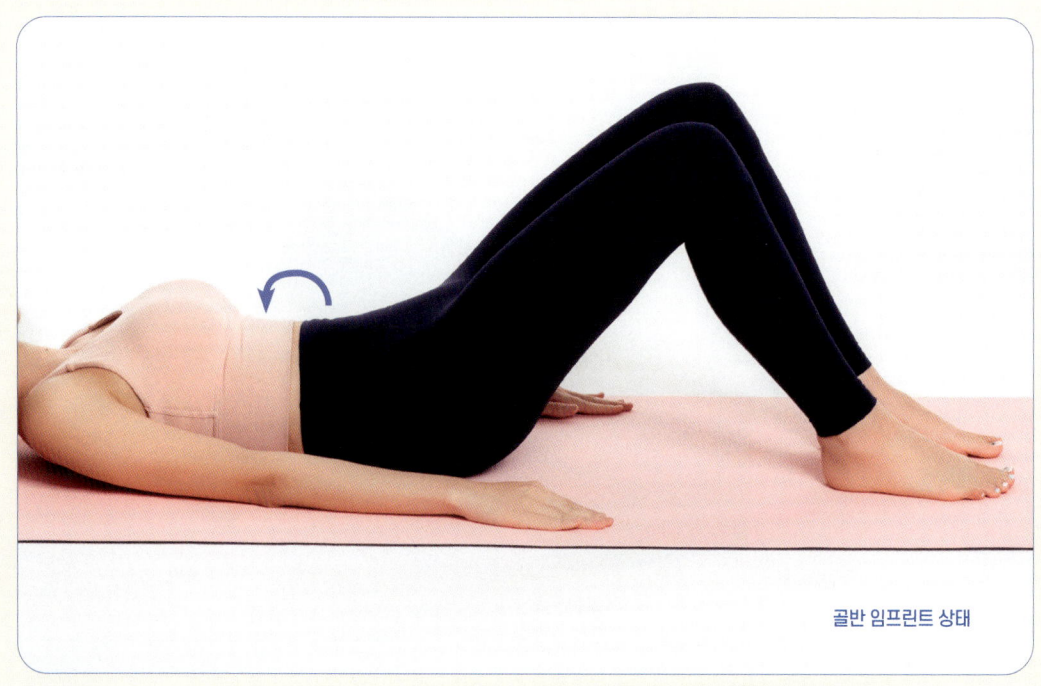

골반 임프린트 상태

3 초보자들이 복부 운동을 할 때 복부 힘 인지가 어렵다면 이렇게 골반을 말아서 임프린트 상태로 복부 운동을 하면 상대적으로 수월하게 복부 힘을 쓸 수 있습니다.

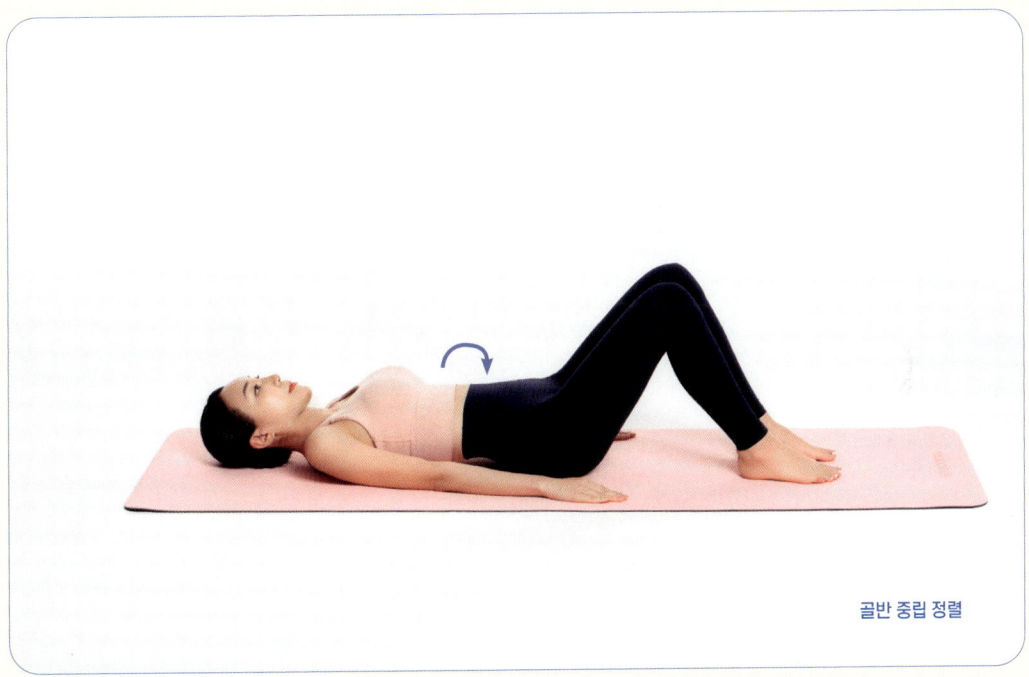

골반 중립 정렬

4 여기서 다시 가볍게 오리 엉덩이를 만들면 누웠을 때의 바른 정렬, 중립 자세를 다시 만들 수 있습니다.

> **Tip**
> 아침에 침대에서 벌떡 일어나지 않고 골반 중립-임프린트 움직임을 30개 하고 옆으로 돌아누워 일어나보세요. 허리가 한결 가벼울 거예요.

난이도	세트
☆☆☆☆★	5회~10회

키 5cm 커 보이는 | 브릿지

지금부터 내 키를 5cm 커 보이게 만들어주는 웜업 운동을 배워볼 거예요.

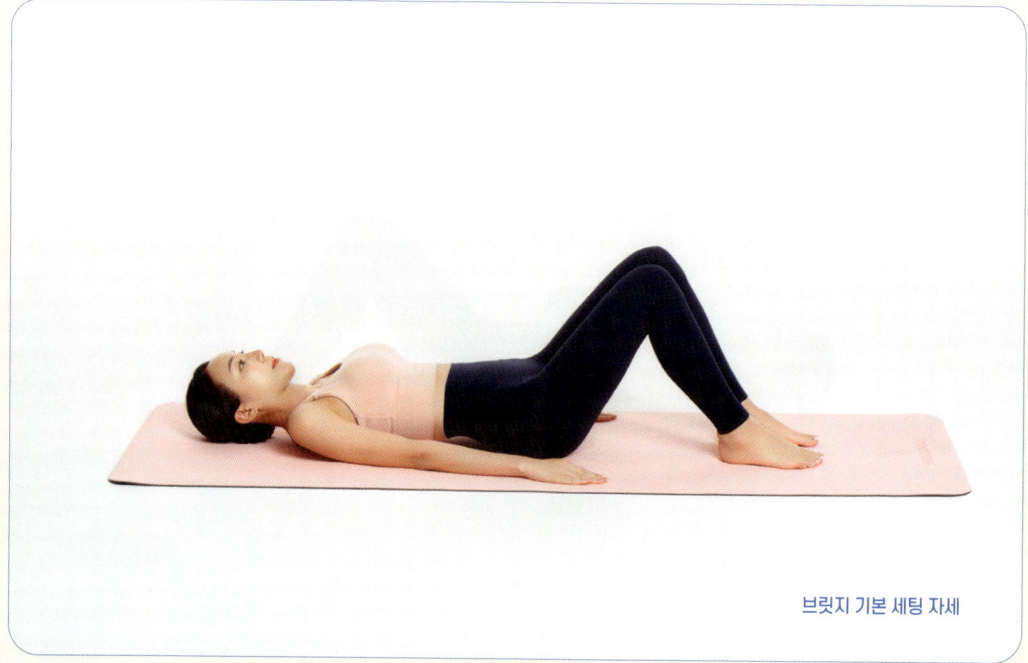

브릿지 기본 세팅 자세

1 두 다리를 산 모양으로 접고 바르게 누워주세요. 무릎과 무릎은 큰 주먹 하나, 발과 발은 주먹 하나 반의 간격을 만들고 두 엄지발가락을 일직선으로 세팅합니다. 양팔은 바닥에 가볍게 눌러놓고 어깨를 겨드랑이 쪽으로 가볍게 끌어내려주세요. 턱을 살짝 당기고 누가 내 정수리를 가볍게 잡아당긴다 생각하면서 길어진다 상상해보세요. 가볍게 한숨 후- 쉬기. 들떠있는 가슴을 가라앉히고 열려있는 흉곽을 닫아주세요.

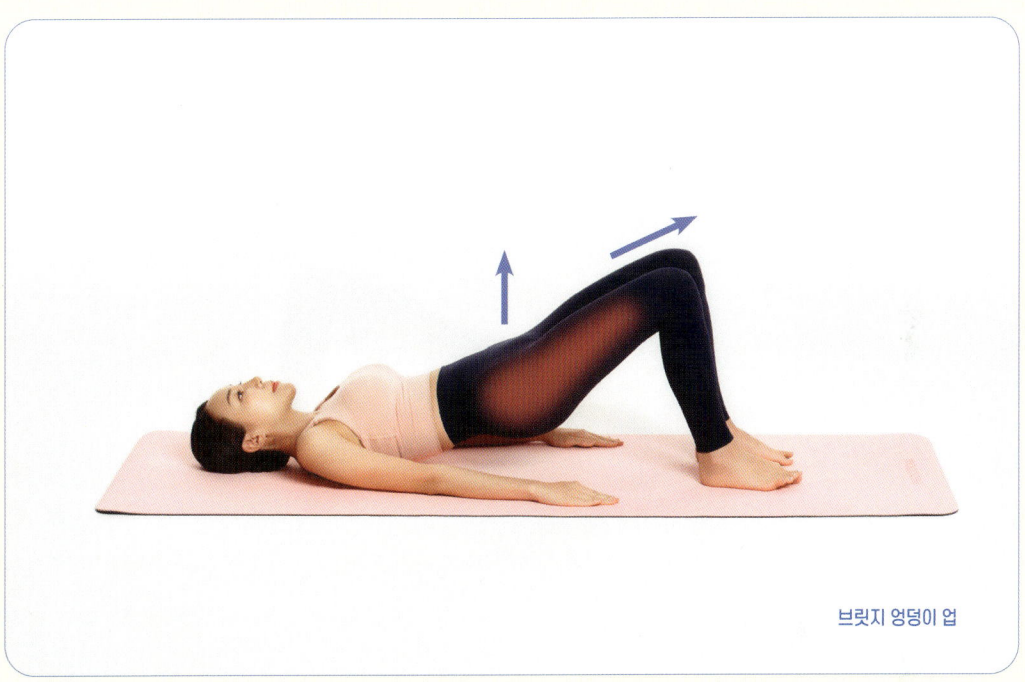

브릿지 엉덩이 업

2 여기서 골반을 내 얼굴 쪽으로 기울여 엉덩이를 바닥에서 1cm만 들어 올렸다 돌아옵니다.

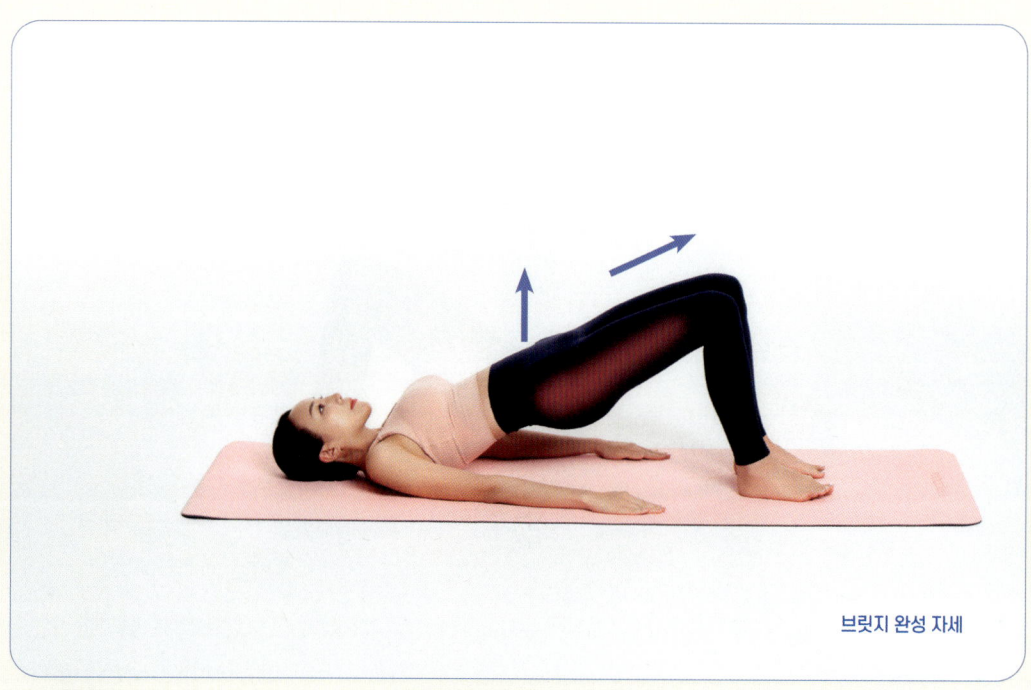

브릿지 완성 자세

3 이번에는 마시고 내쉬는 숨에 골반을 얼굴 쪽으로 기울여서 엉덩이만 업, 이후 내 가슴선까지 하나하나 띄어 올려주세요.

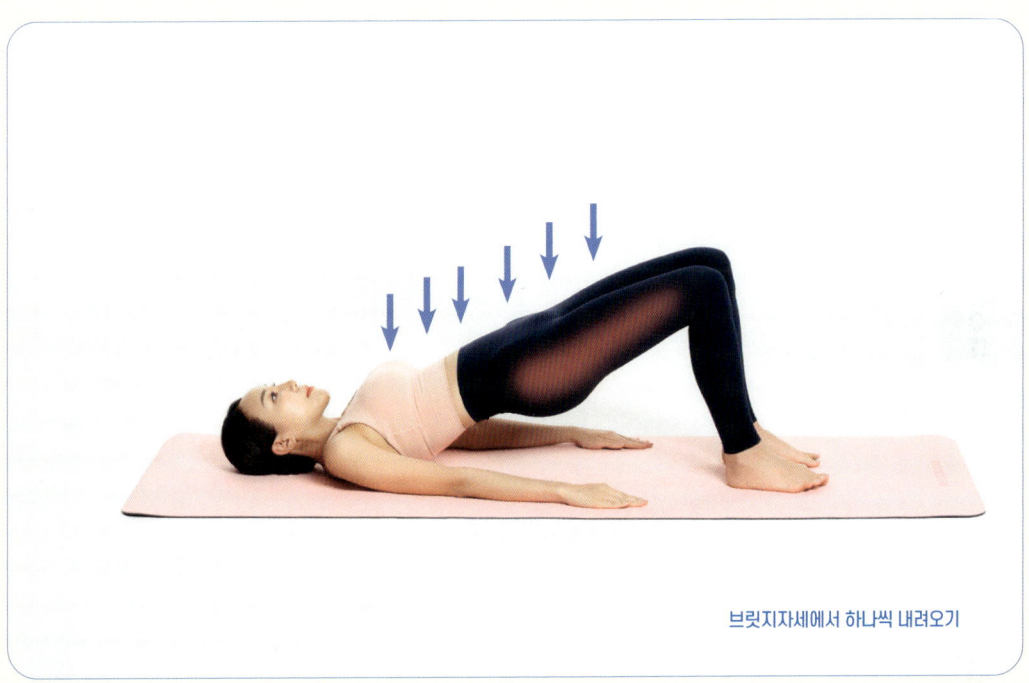

브릿지자세에서 하나씩 내려오기

4 다시 마시고 내쉬는 숨에 가슴 가라앉히고 윗등부터 하나씩 순서대로 바닥에 내려옵니다.

> **Tip**
> 무릎이 안으로 들어오거나 발 모양이 바뀌지 않도록 해주고 허벅지 앞면이 앞쪽으로 길어진다 생각해주세요.

난이도	세트
☆☆☆★★	10회

키 5cm 커 보이는 | 브릿지 응용

기본 브릿지 동작이 잘 된다면 이어서 간단한 응용을 해볼 수 있어요.

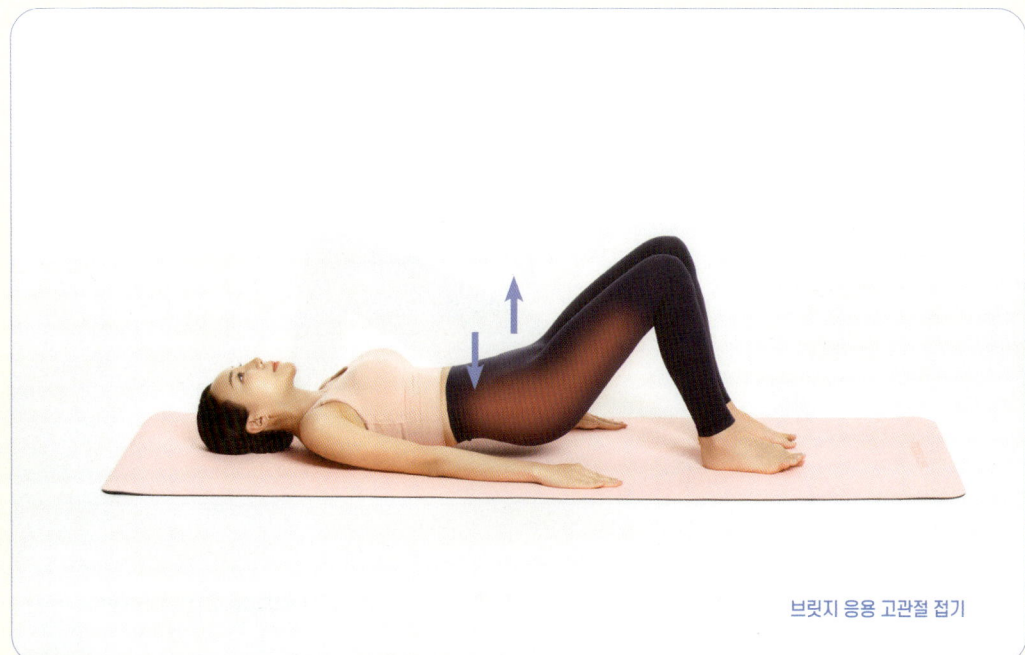

브릿지 응용 고관절 접기

1 기본 브릿지 동작이 잘 된다면 이어서 간단한 응용을 해볼 수 있어요. 브릿지 자세를 만든 상태에서 내 속옷 라인(고관절 앞면)을 접어 엉덩이를 살짝 내렸다가 다시 엉덩이 힘으로 고관절 앞면을 펴주면 됩니다.

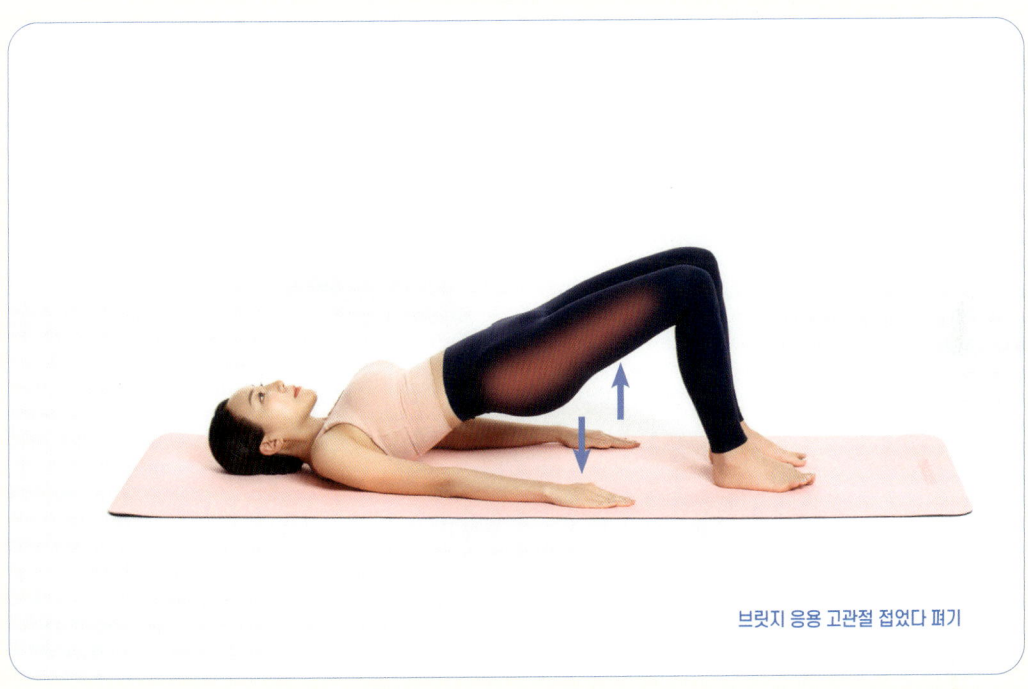

브릿지 응용 고관절 접었다 펴기

2 브릿지 올라가서 고관절 접어 엉덩이 업다운을 10개 하고 내려오세요.

키 5cm 커 보이는 | 한 다리 브릿지

난이도 ☆☆☆★★
세트 5회~10회

한쪽 다리를 들고 하는 브릿지는 골반 안정화에 중요한 근육인 중둔근 활성화에 효과적이기 때문에 꼭 익히는 것이 좋습니다.

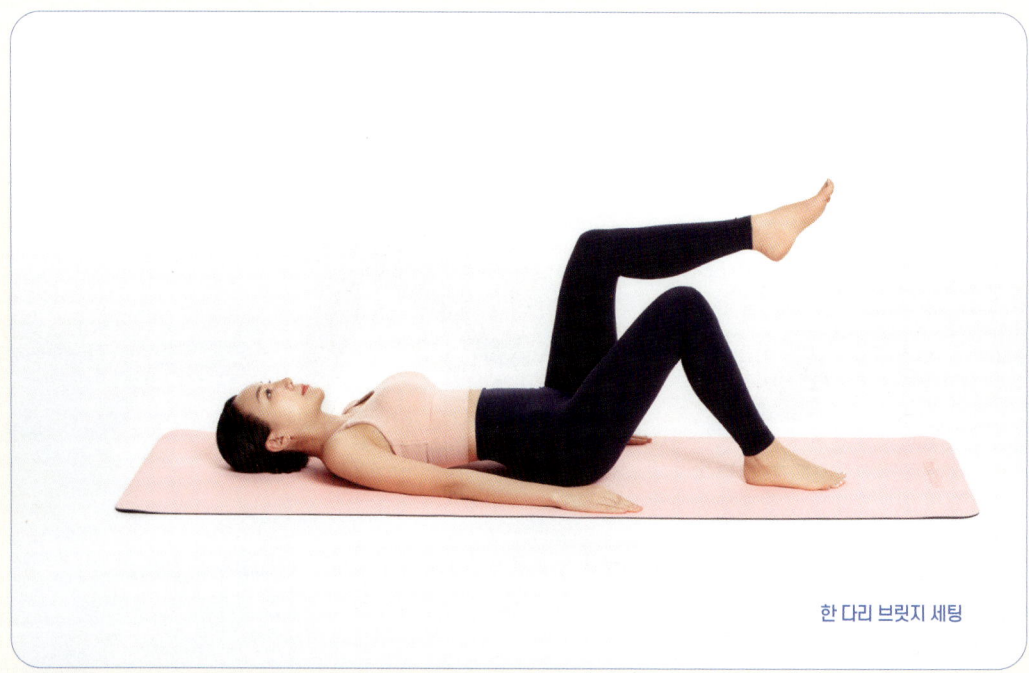

한 다리 브릿지 세팅

1 바른 자세로 누운 상태에서 한쪽 다리를 테이블 탑 자세로 만들어주세요. 테이블 탑 자세는 골반 위에 무릎, 무릎과 발은 같은 라인 혹은 발이 조금 더 위로 가도 되는 자세입니다.

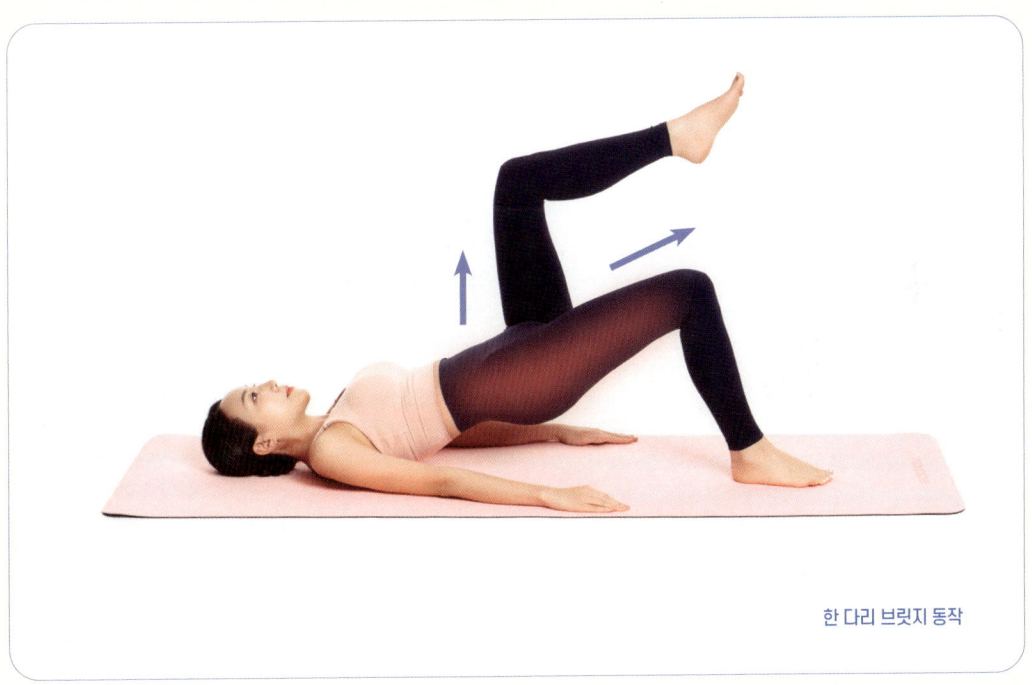

한 다리 브릿지 동작

2 마시고 내쉬는 숨에 골반을 말아 엉덩이 업, 가슴 선까지 하나하나 올라가면서 지지하는 허벅지 앞면이 길어진다 생각해주세요.

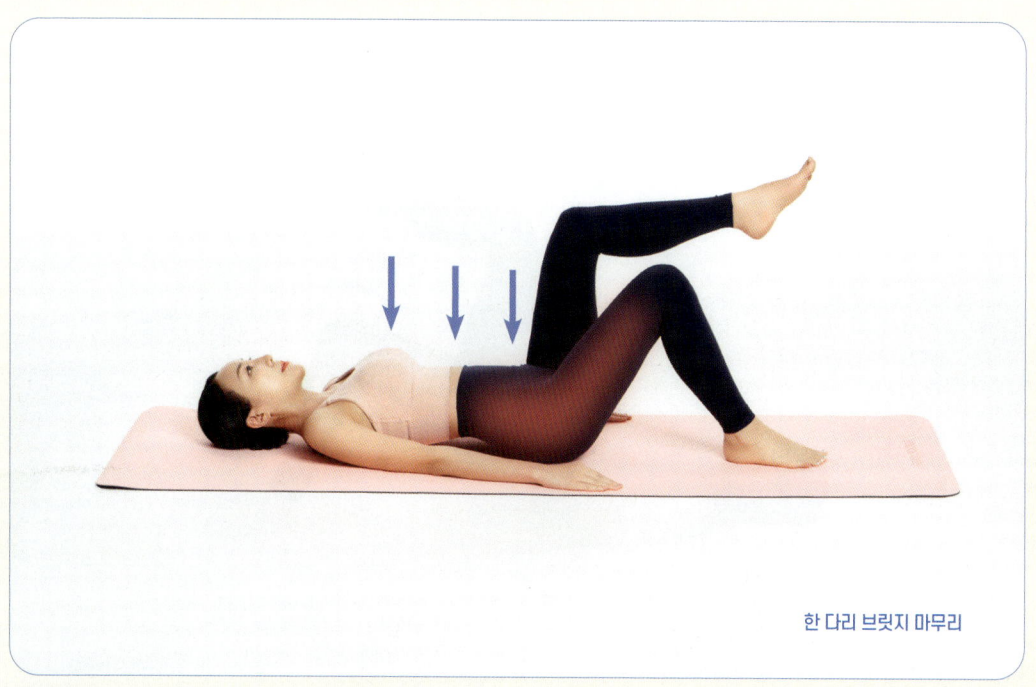

한 다리 브릿지 마무리

3 다시 가슴 가라앉히고 윗등부터 하나하나 바닥에 누르듯이 내려옵니다. 한쪽 다리씩 5개~10개 연습하고 반대 다리도 동일하게 진행해주세요.

> **Tip**
> 업다운 할 때 한쪽 골반이 내려가지 않도록 엉덩이, 햄스트링 힘을 유지해주세요.

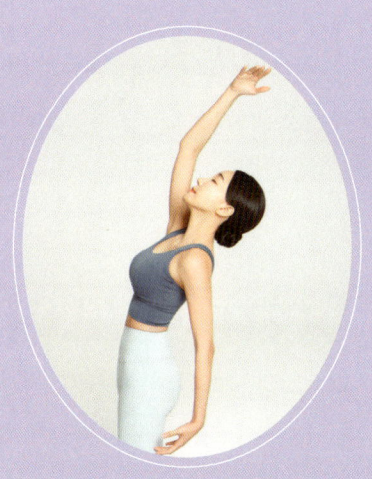

CLASS 2

키 5cm 커 보이는
윤주코치 스트레칭

앞서 키 커 보이는 자세와 기본 동작을 잘 익히고 오셨나요? 우리 이제부터는 간단하면서도 효과적인 스트레칭을 함께해보려고 합니다. 현대인들의 불균형한 체형은 하루 2/3 시간이나 오래 앉아 있는 생활 패턴이 주 원인이라고 할 수 있어요. 잘 때도 차렷하고 자기보다는 옆으로 웅크려 자는 경우가 많기 때문에 어쩌면 하루 24시간 내내 앉아 있는 패턴으로 생활한다고 해도 과언이 아닙니다.

또 앉아 있는 자세는 어떤가요. 앞에서 바르게 앉는 법을 설명했지만, 실상 이렇게 바르게 앉는 경우가 드물지요. 마치 컴퓨터나 책 속으로 빨려들어갈 것같이 앞으로 빠져 있는 목과 어깨, 그리고 다리 꼬고 있는 자세까지….

이번 챕터에서는 무너져 있는 체형으로 본격적인 운동을 들어가기 전에 몸을 깨워 내는 스트레칭을 통해 키 5cm 커 보이는 바르고 곧은 체형으로 한걸음 더 나아가 보려고 합니다.

난이도	세트
☆☆☆☆★	자세당 10초

다리 라인 만들기 | 이상근 스트레칭

매일 틈틈이 하면 좋은 고관절 주변부 스트레칭으로 오래 앉아 있는 분들일수록 꼭 틈새로 매일 해주는 것이 좋습니다.

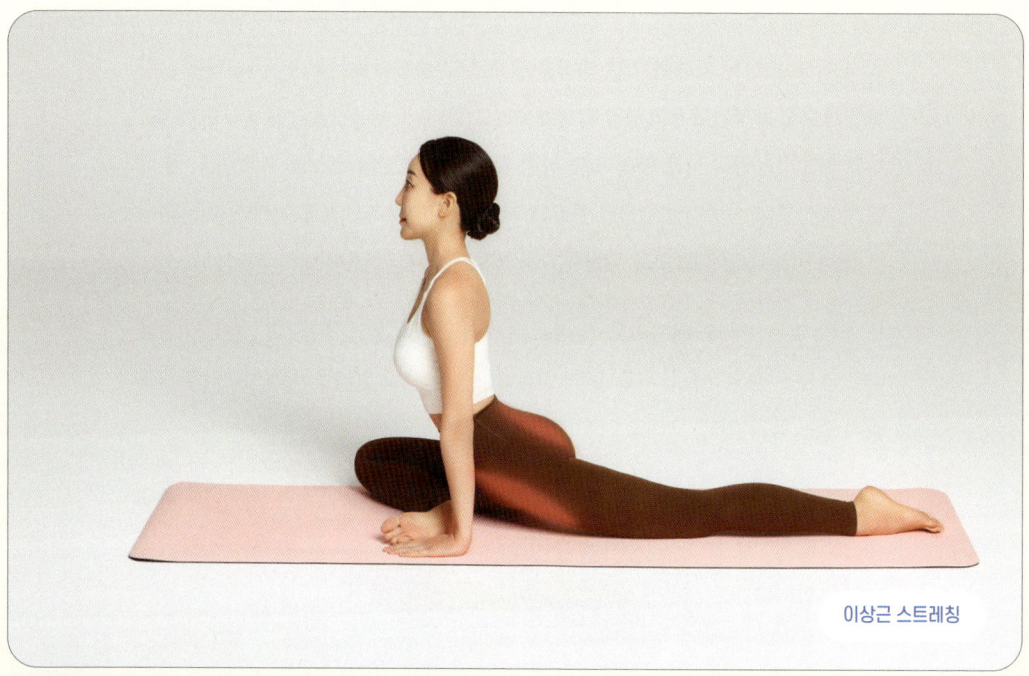

이상근 스트레칭

1 오른 다리를 누워있는 'ㄱ자' 모양으로 만들고 두 골반을 바닥 쪽을 볼 수 있도록 눌러주세요. 골반이 들린다면 'ㄱ자' 각도를 줄이고 골반을 바닥으로 눌러주세요.

2 양손으로 바닥을 눌러 척추를 세워주세요. 길어지는 느낌으로 10초 유지해주세요.

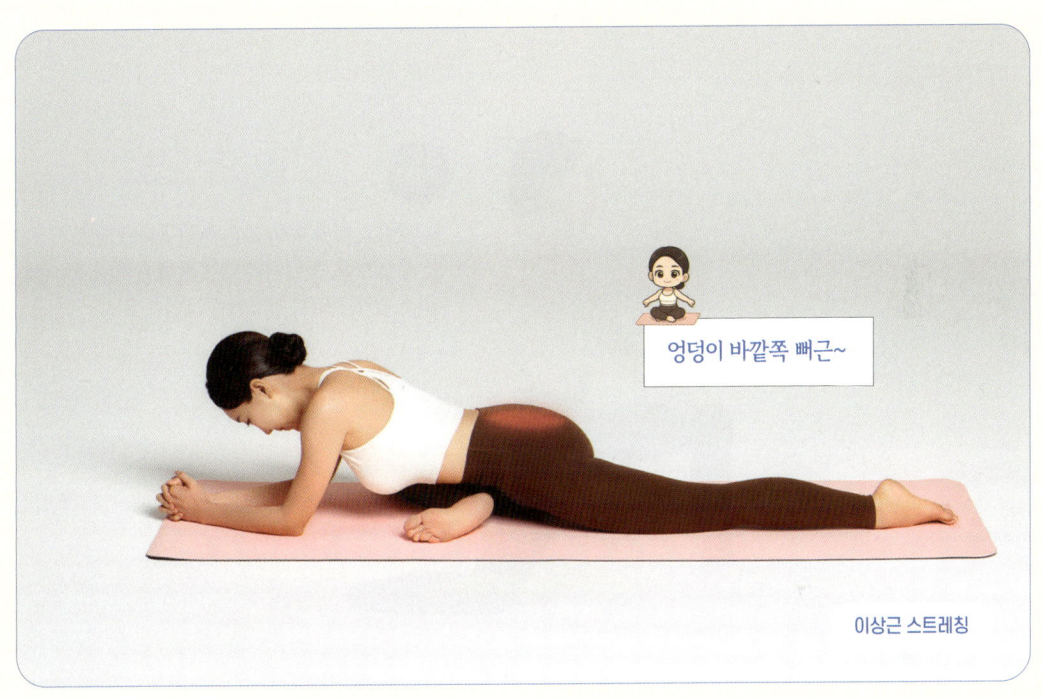

엉덩이 바깥쪽 뻐근~

이상근 스트레칭

3 이번에는 가슴을 바닥으로 내려주세요. 가슴은 바닥 쪽으로, 엉덩이는 뒤쪽 바닥으로 내려놓고 10초 유지해주세요. 반대 다리도 동일하게 진행합니다.

난이도	세트
☆☆☆☆★	자세당 10초

다리 라인 만들기 | 장요근 스트레칭

고관절 주변부 가동 범위 늘리기에 중요한 두 번째 스트레칭은 장요근 스트레칭입니다. 앉아 있는 생활이 길수록 지속적으로 단축되어 골반 불균형을 야기하기 때문에 잠깐 5분의 시간을 내어 스트레칭을 해주는 것이 중요합니다.

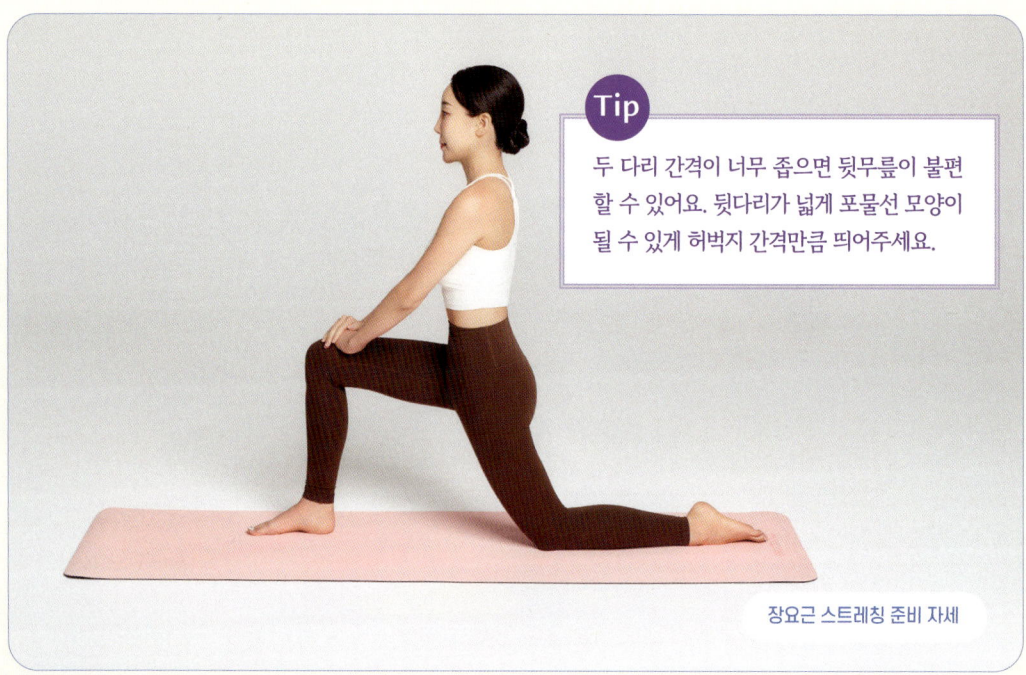

Tip
두 다리 간격이 너무 좁으면 뒷무릎이 불편할 수 있어요. 뒷다리가 넓게 포물선 모양이 될 수 있게 허벅지 간격만큼 띄어주세요.

장요근 스트레칭 준비 자세

1 런지 자세를 만들어주세요. 오른 발목 위 무릎으로 90도 만들기, 왼 무릎은 오른 허벅지 길이만큼 뒤에 위치해주세요.

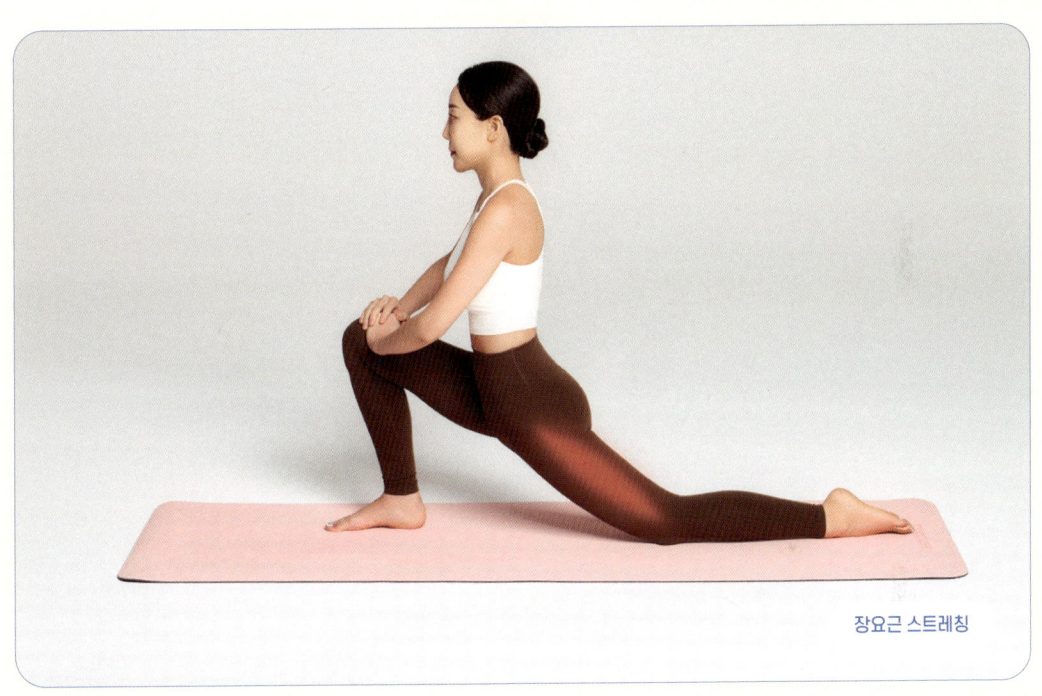

장요근 스트레칭

2 여기서 무게중심을 앞쪽으로 보내어 고관절 굴곡근을 10초간 늘려줍니다.

> **Tip**
> 골반을 오리 엉덩이 반대 모양으로 만들면서 늘려야
> 엉덩이를 쓰면서 능동적으로 스트레칭할 수 있어요.

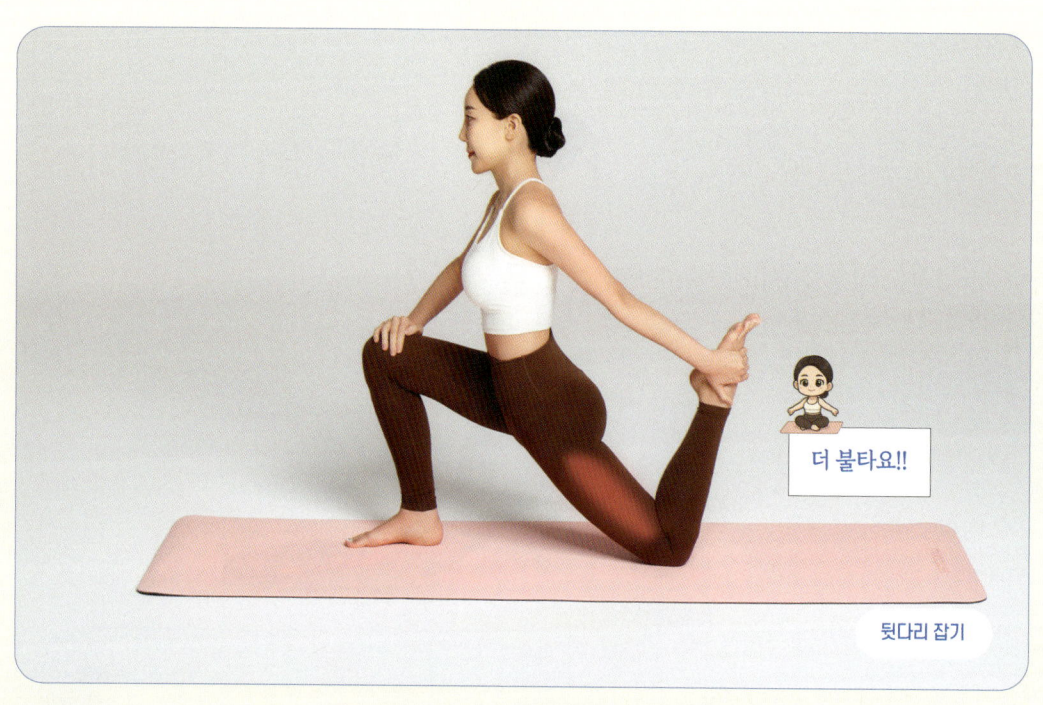

더 불타요!!

뒷다리 잡기

3 이어서 왼손으로 왼쪽 발목을 잡아 다리를 접어 올려주세요. 뒷다리를 접어 올려 5초 더 유지해보세요. 어렵다면 생략해도 괜찮습니다.

난이도	세트
☆☆☆☆★	매일 30분

다리 라인 만들기 | 아이싱

이번에는 하체 부종을 완화할 수 있는 간단하면서도 효과적인 방법, 아이싱을 배워보려고 합니다. 집에 놀고 있는 아이스팩 하나쯤은 가지고 있지 않으신가요? 이 아이스팩을 이용할 거예요.

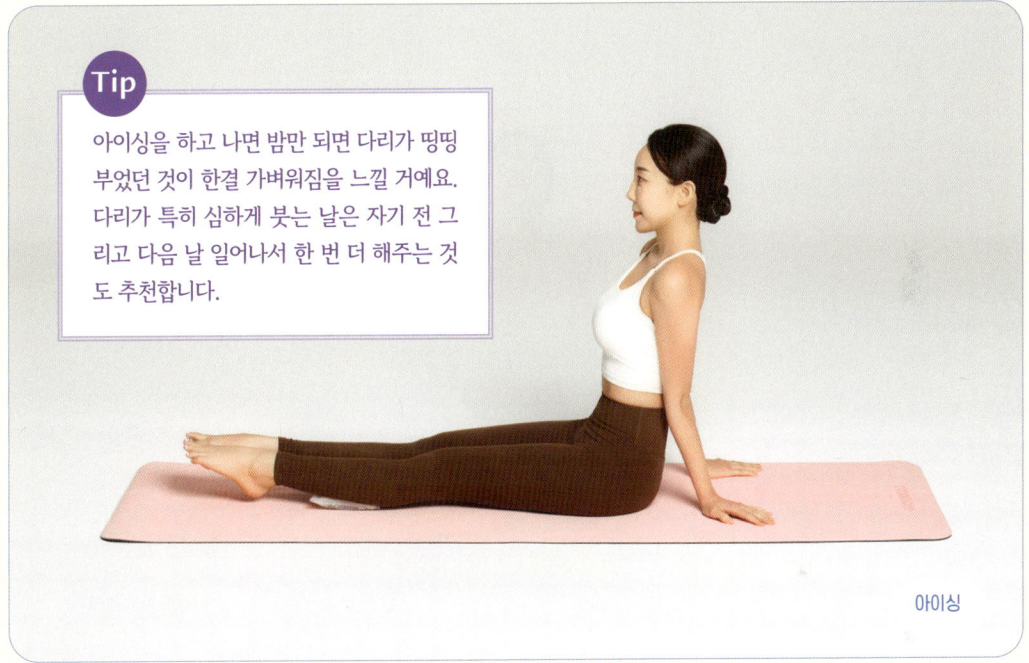

Tip
아이싱을 하고 나면 밤만 되면 다리가 띵띵 부었던 것이 한결 가벼워짐을 느낄 거예요. 다리가 특히 심하게 붓는 날은 자기 전 그리고 다음 날 일어나서 한 번 더 해주는 것도 추천합니다.

아이싱

1 아이스팩을 가볍게 손수건으로 둘러쌉니다.

2 종아리와 아킬레스건을 함께 혹은 번갈아 매일 30분 동안 아이싱을 합니다.

난이도	세트
☆☆☆☆★	10초

상체 라인 다듬기 | 목 스트레칭

이어서 팔 스트레칭 3종 세트입니다. 사무실에서 혹은 학교에서 목이나 어깨가 뻐근할 때 상체 전반 스트레칭과 함께 묶어서 틈새로 스트레칭해보세요.

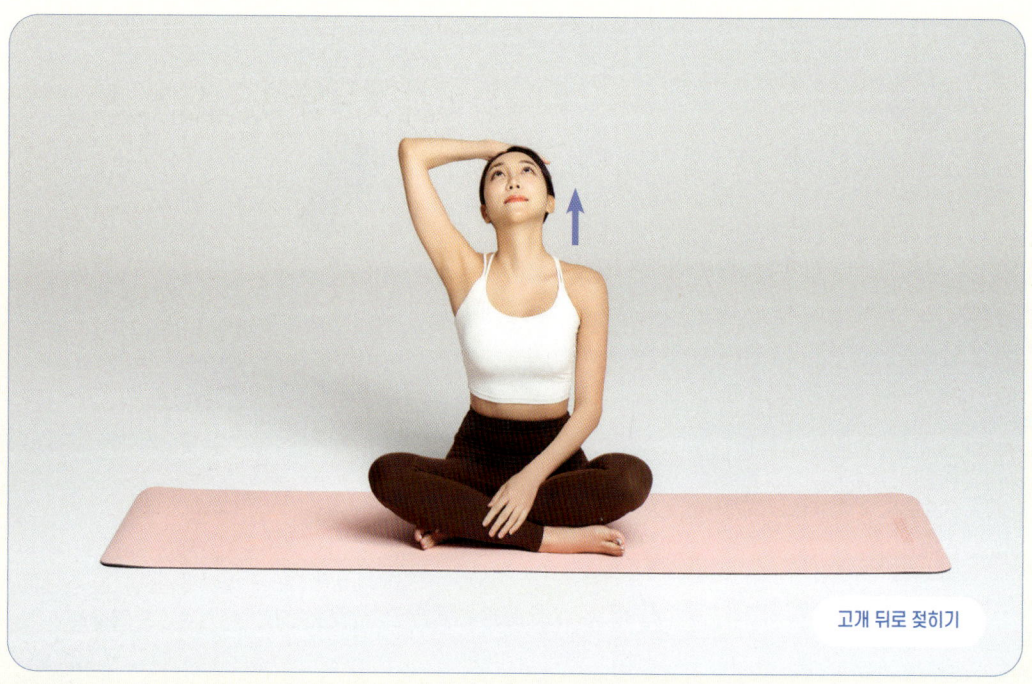

고개 뒤로 젖히기

1 오른손으로 머리를 잡아 고개를 뒤로 젖힌 후 오른쪽으로 기울여주세요.

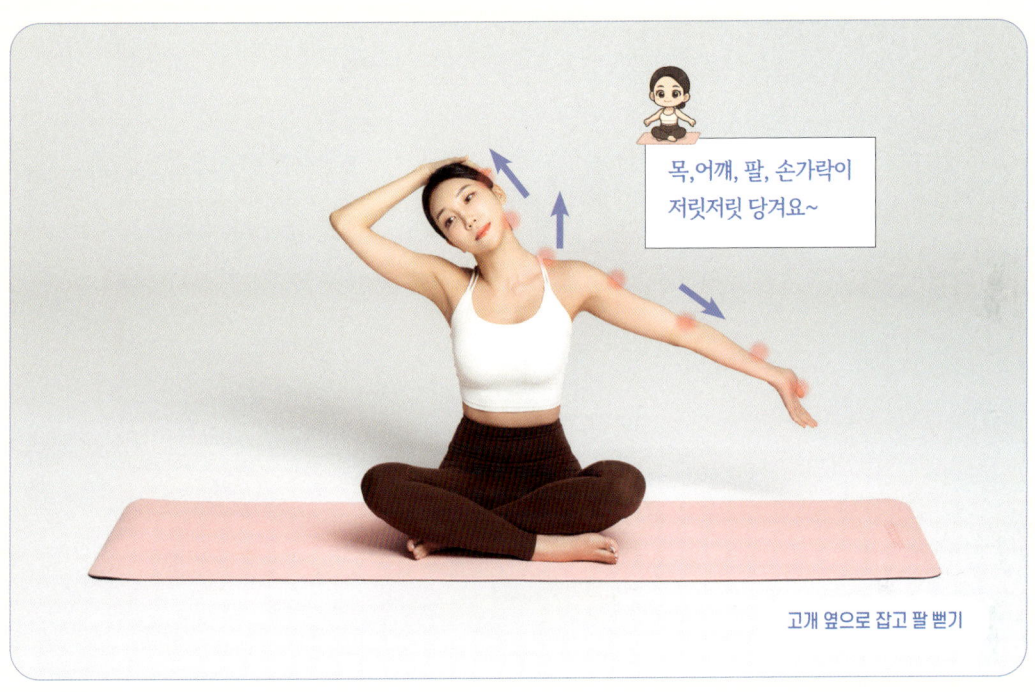

고개 옆으로 잡고 팔 뻗기

목,어깨, 팔, 손가락이 저릿저릿 당겨요~

2 오른손으로는 고개를 오른쪽으로 끌어내려주고 왼팔을 어깨높이로 뻗어 손바닥을 뒤집고 서로 반대로 당겨주세요. 10초 유지 후 반대 방향도 동일하게 진행해주세요.

난이도	세트
☆☆☆☆★	양방향 각 10회

상체 라인 다듬기 | 팔 스트레칭 3종

먼저 목부터 손가락까지 이어지는 상체 전체 스트레칭입니다. 간단하면서도 이것만 매일 틈틈이 해주면 상체 전반의 뻐근함을 줄일 수 있어요.

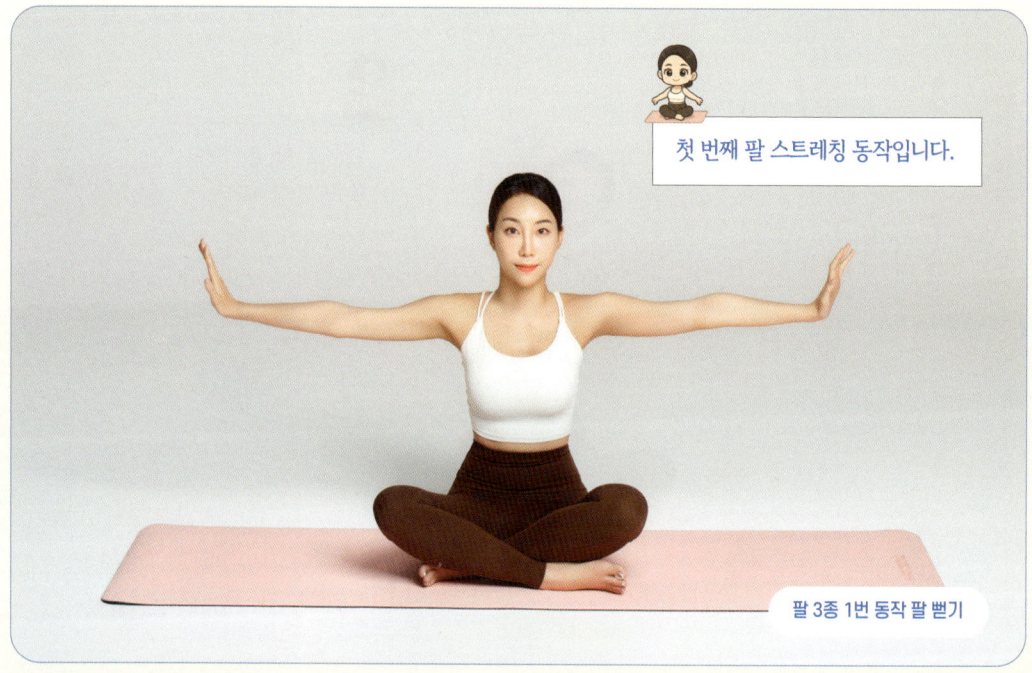

첫 번째 팔 스트레칭 동작입니다.

팔 3종 1번 동작 팔 뻗기

1 양옆에 벽이 있다고 상상하고 양팔을 옆으로 길게 뻗어서 양손바닥으로 벽을 밀어내보세요. 이때 어깨는 끌어내리고 흉곽 닫기! 양팔을 길게 뻗어내는 것이 중요합니다.

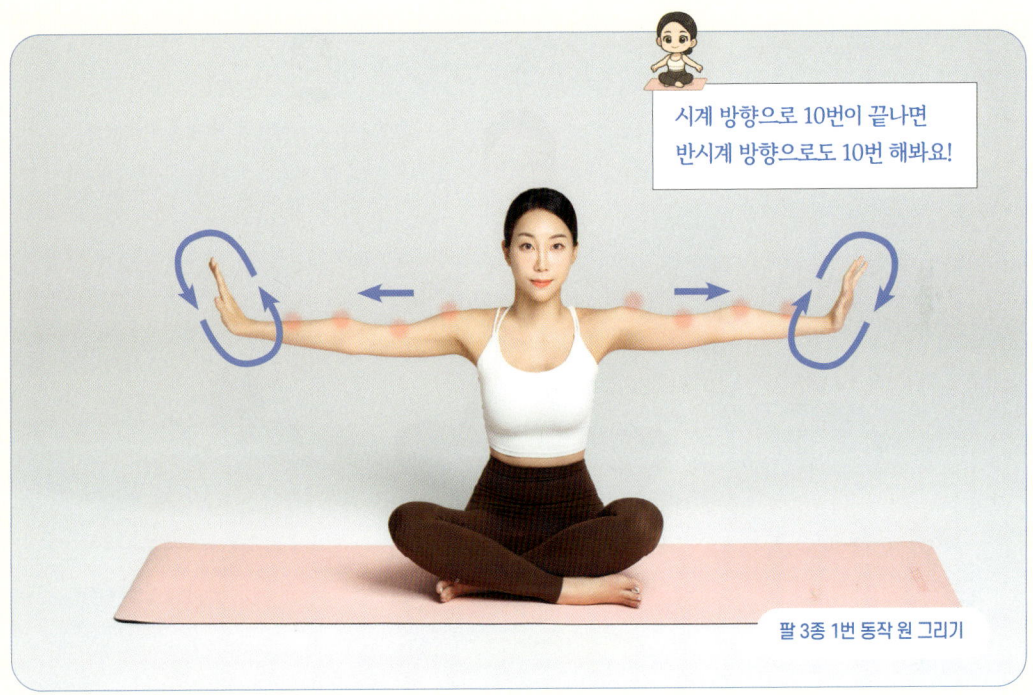

팔 3종 1번 동작 원 그리기

2 여기서 손으로 원을 그려내주세요. 시계 방향으로 가볍게 열 번, 반시계 방향으로 가볍게 열 번 그려볼까요? 이때 원을 크게 그리는 것보다는 팔을 양옆으로 뻗어내는 것이 더 중요합니다.

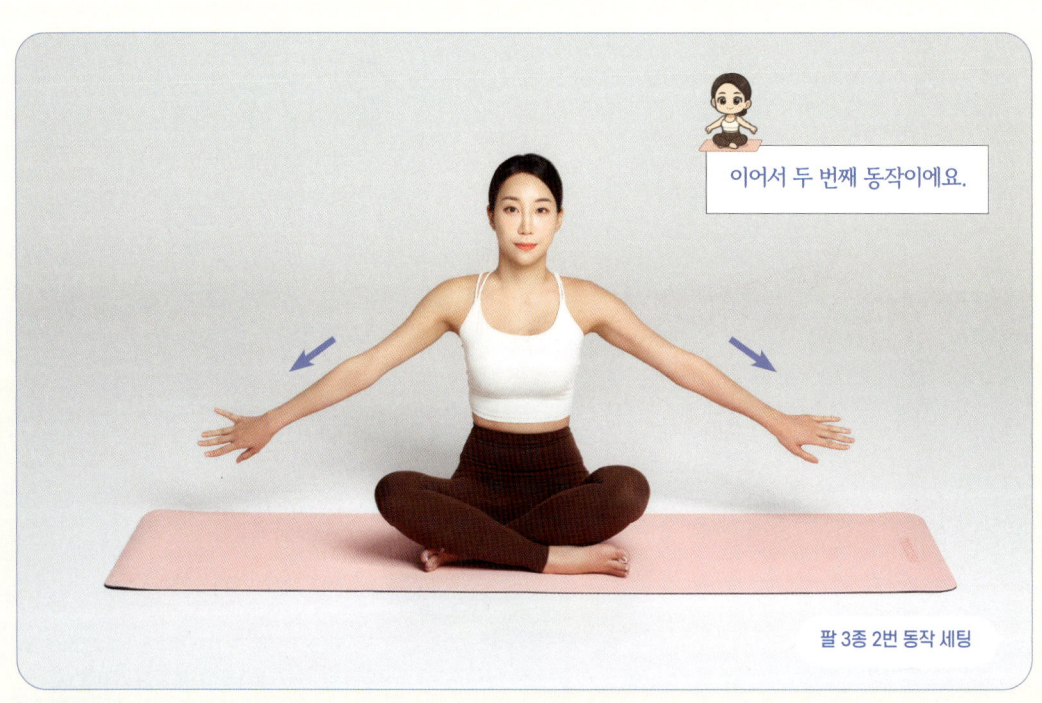

팔 3종 2번 동작 세팅

3 손등을 앞쪽으로 향하고 양팔을 사선 아래로 뻗어주세요. 마찬가지로 어깨 끌어내리고 흉곽 닫기는 항상 기본으로 해줍니다.

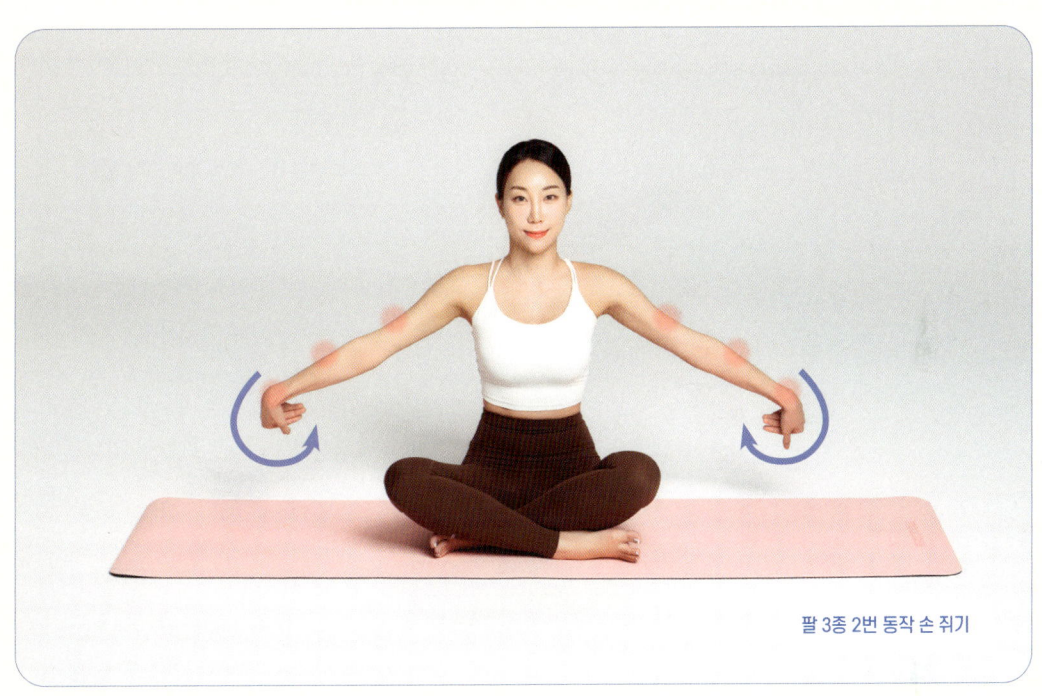

팔 3종 2번 동작 손 쥐기

4 이제 손목이 당길 정도로 손을 쥐어주세요. 10번 반복합니다. 손과 팔을 많이 쓰고 있을수록 저릿 혹은 당기는 느낌이 많이 올 수 있어요.

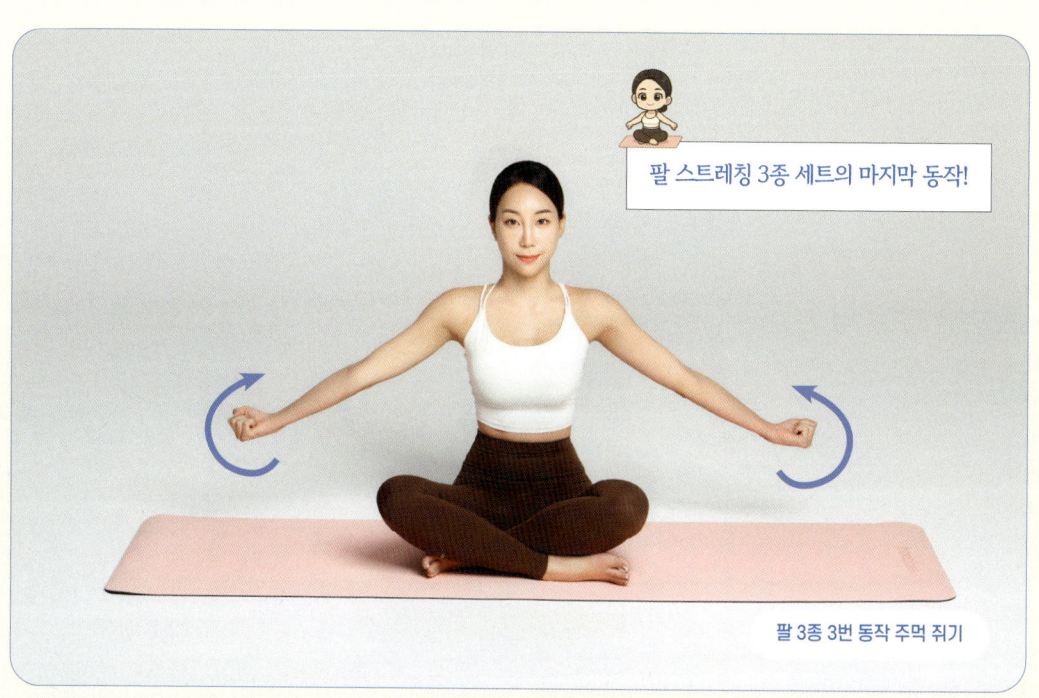

팔 스트레칭 3종 세트의 마지막 동작!

팔 3종 3번 동작 주먹 쥐기

 두 번째 동작에서 엄지손가락을 접고 네 손가락까지 접어서 주먹을 만들어주세요.

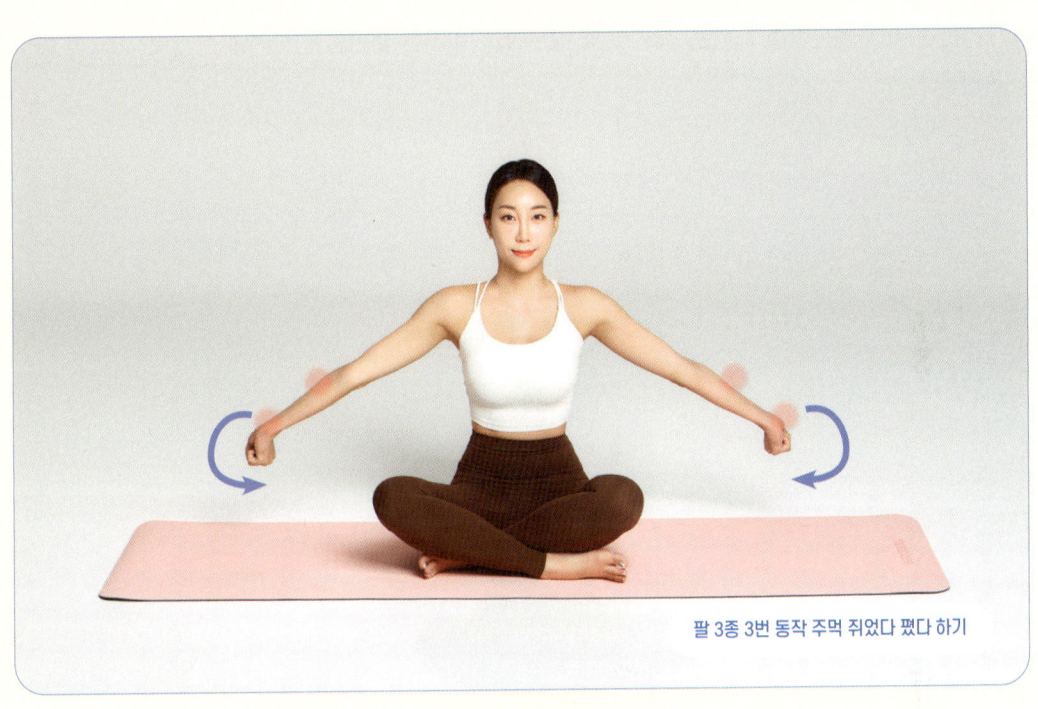

팔 3종 3번 동작 주먹 쥐었다 폈다 하기

6 이제 주먹 쥔 손가락이 앞쪽을 볼 수 있도록 팔의 방향을 반대로 해주세요. 팔이 당길 정도로 주먹 쥐는 것을 10번 반복합니다.

난이도	세트
☆☆☆☆★	10초 3회

상체 라인 다듬기 | 어깨 후방 관절낭 스트레칭

이제 이어서 어깨 후방 관절낭 스트레칭을 해볼 거예요. 동작은 많이 봤을 수 있는데 정확하게 디테일을 지켜야 정확하게 스트레칭을 할 수 있어요. 어깨의 견봉 아래 공간이 좁아지면서 팔을 올리는 동작에 불편함을 느끼는 경우가 꽤 많은데요. 이러한 불편함을 줄여줄 수 있는 중요한 동작입니다.

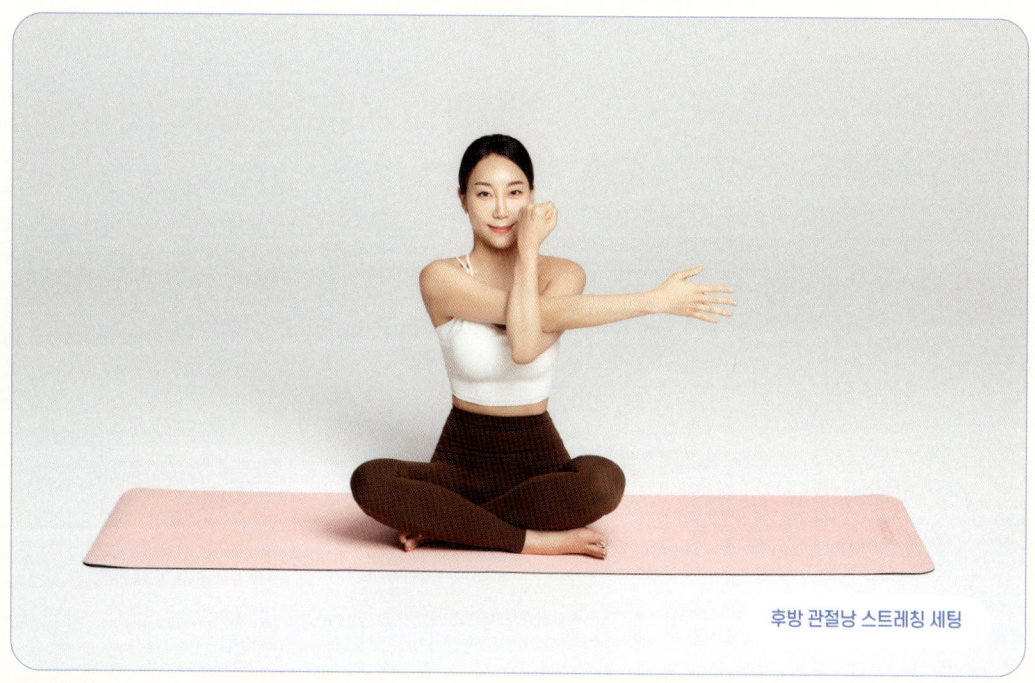

후방 관절낭 스트레칭 세팅

1 먼저 오른팔을 왼쪽으로 뻗고 왼팔로 오른팔 팔꿈치 위쪽을 고정하고 오른쪽 어깨를 끌어내려주세요.

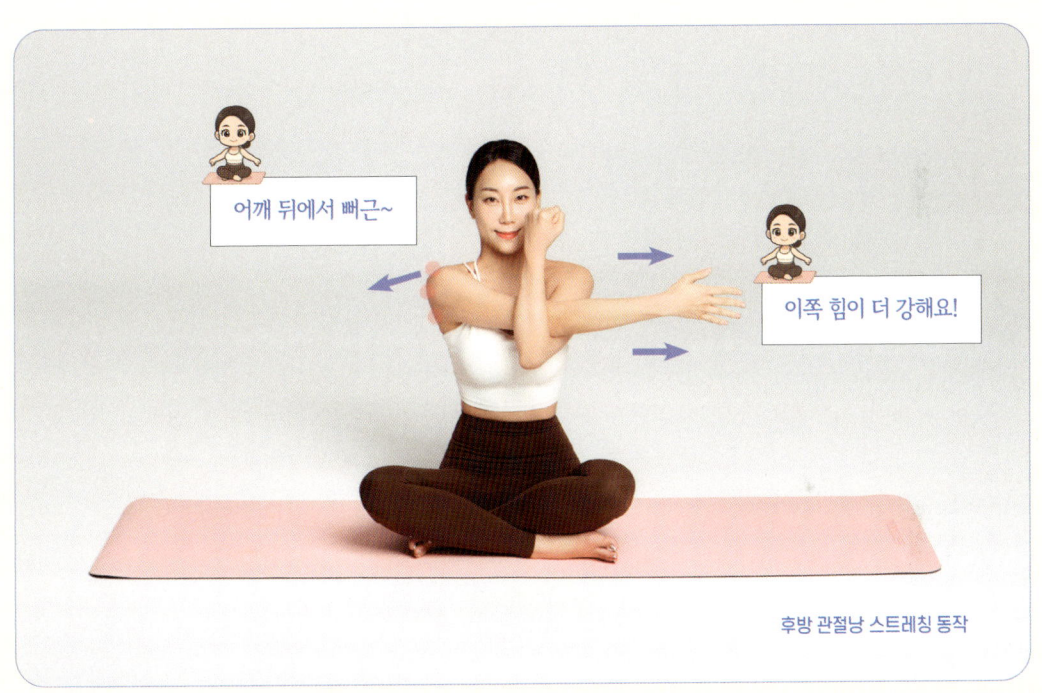

후방 관절낭 스트레칭 동작

2 오른 어깨는 아래로 끌어내리고, 뻗은 왼손은 왼쪽으로 당겨주세요. 움직임이 눈에 잘 보이지 않아도 괜찮습니다. 서로 반대 힘으로 지긋이 당겨내면 오른쪽 어깨 바깥쪽에서 좀 더 뻐―근한 느낌이 올 거예요.

CLASS 3

키 5cm 커 보이는
윤주코치 스플릿 스트레칭

내 키보다 5cm 커 보이려면 고관절 앞면을 펴내는 것이 중요합니다. 관련한 하체 동작들은 뒤 챕터에서 배울텐데요. 이 동작과 함께 하면 시너지가 좋은 것이 고관절 주변부의 순환을 돕는 스플릿 스트레칭입니다. 흔히 다리 찢기 스트레칭으로 알려져 있는 스플릿 스트레칭을 하면 고관절 주변부의 순환을 만들어내고 안쪽 허벅지 중에서도 속옷 라인 깊은 쪽의 정리를 효과적으로 할 수 있어요.

여름철 짧은 반바지 입었을 때 속옷 라인 쪽의 깊은 안쪽 허벅지가 유독 튀어나와서 스트레스라고요? 필라테스 동작만으로도 안쪽 허벅지 라인을 정리할 수 있지만 여기에 스플릿 스트레칭 방법론을 함께 한다면 식습관 변화 없이 깊은 안쪽 허벅지 둘레를 적게는 2cm, 많게는 5cm 이상 줄일 수 있습니다.

스플릿 스트레칭, 하나씩 차근차근 따라와주세요. 모든 동작이 그렇지만 특히 가동범위를 늘려내는 스플릿 스트레칭 동작은 내가 할 수 있는 범위 내에서 차근차근, 점진적으로 범위를 늘리는 것이 중요합니다. 잘 안돼도 괜찮아요. 저처럼 똑같이 안돼도 괜찮습니다. 시간을 두고 매일매일 조금씩, 점진적으로 늘려야 부상 없이 안전하게 나아갈 수 있어요. 꼭 기억해주세요!

난이도	세트
☆☆☆★★	10회

기본 시리즈 | 플렉스-포인

먼저 스플릿 스트레칭의 기본 동작입니다. 단순히 '다리 찢기!'가 아니라 굳어있는 우리 몸을 깨우고 바른 자세를 만들 수 있도록 도와줍니다. 평소 몸이 많이 굳어있다면 이것만으로도 진땀 나는 경험을 하게 될 거예요.

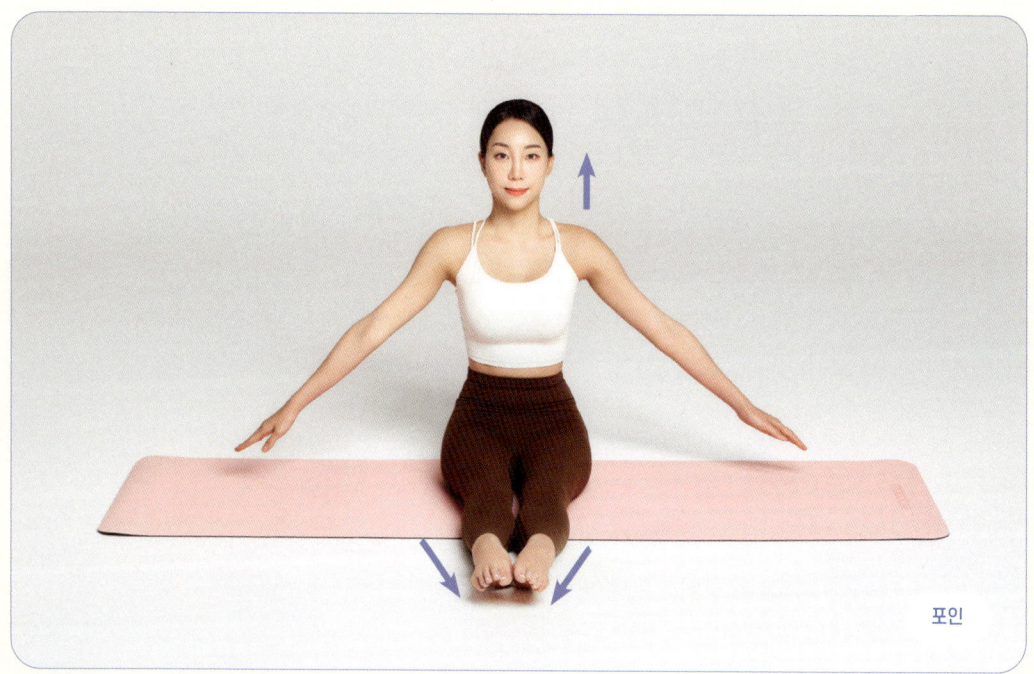

포인

1 두 다리를 길게 뻗고 앉아서 척추를 곧게 세워 앉습니다. 다리를 펴고 골반 세우기가 어렵다면 내가 할 수 있는 최대한 키가 커지는 느낌으로 앉아보세요. 양손은 양옆 45도 아래로 내리고 정수리가 길어진다 상상해주세요. 두 허벅지는 바깥쪽으로 열어주고, 허벅지부터 발등까지 길게 포인 발 모양을 만들어주세요.

> **Tip**
> 플렉스 할 때 발가락만 당기기보다 발뒤꿈치를 밀어내는 것이 중요해요.

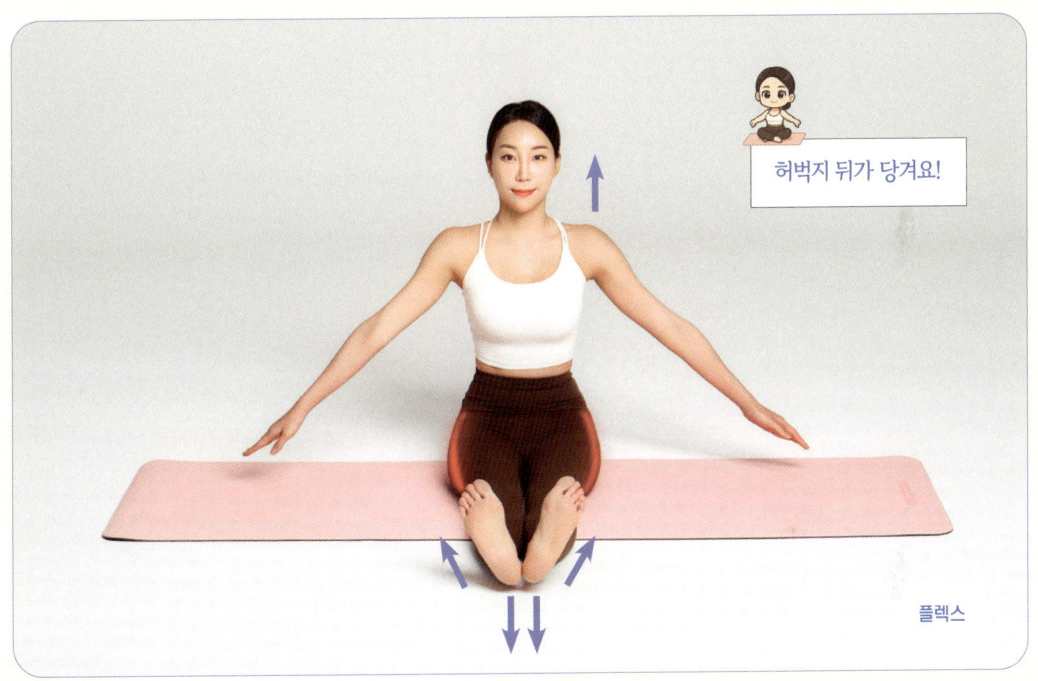

허벅지 뒤가 당겨요!

플렉스

2 지금 자세에서 발 모양만 플렉스로 바꿔봅니다. 이렇게 포인-플렉스, 포인-플렉스 총 10회 반복해주세요.

난이도	세트
☆☆☆★	10회

기본 시리즈 | 상체 내려가기

이번에는 발등을 플렉스 상태로 유지하면서 상체를 내려가볼 거예요.

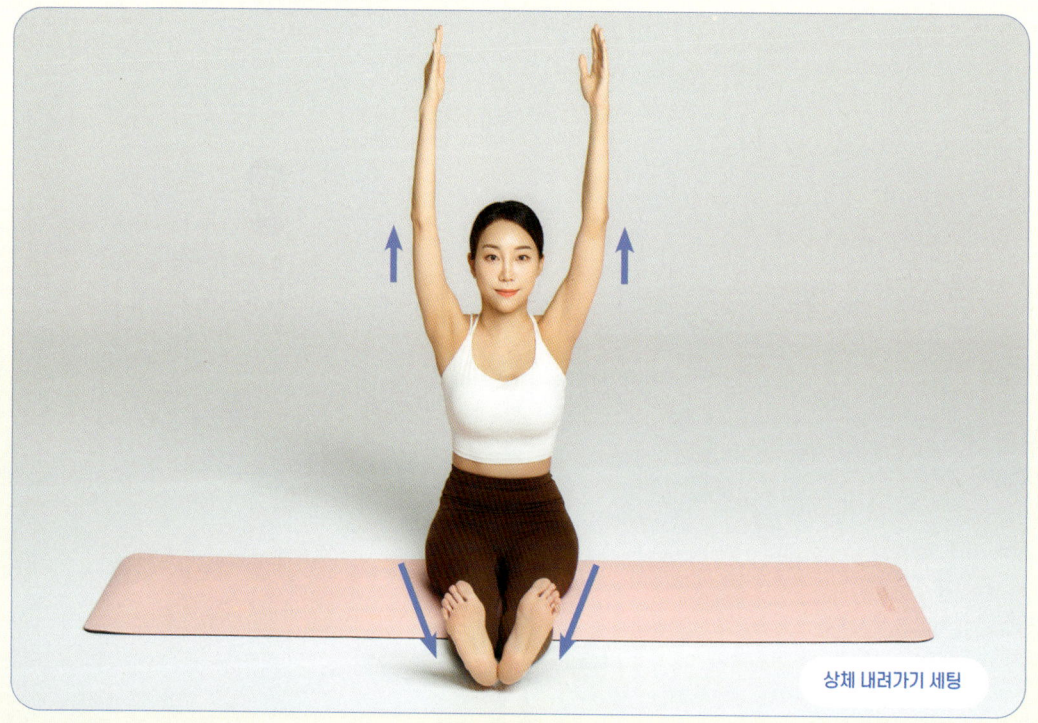

상체 내려가기 세팅

1 발 모양은 플렉스 상태에서 양팔을 길게 위로 뻗었다가 손끝이 앞쪽으로 길어진다 생각하면서 길게 등을 펴서 내려가주세요.

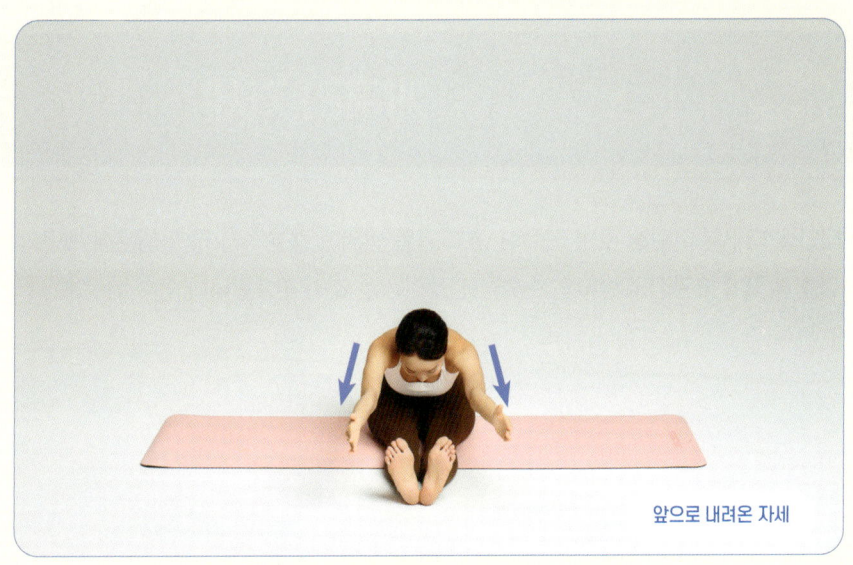

앞으로 내려온 자세

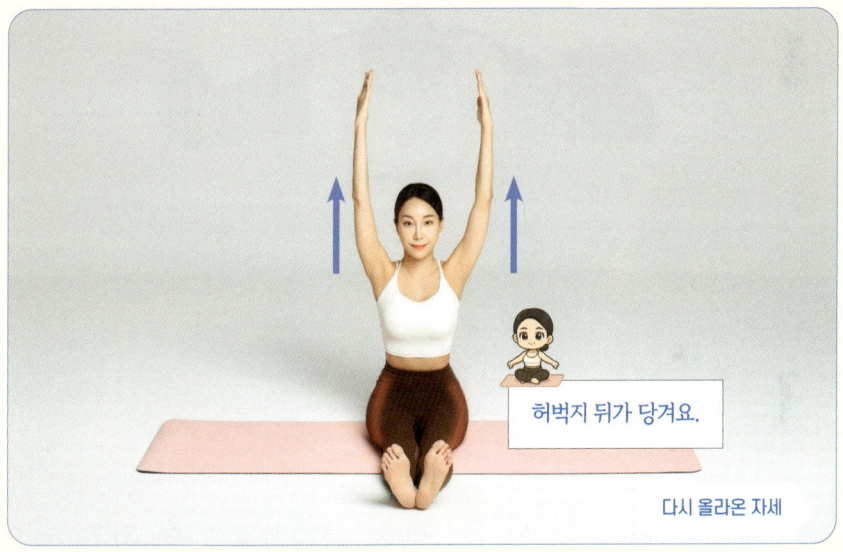

허벅지 뒤가 당겨요.

다시 올라온 자세

2 등을 펴고 가슴을 앞으로 자랑하듯이 길게 내려왔다가 다시 손끝을 앞으로 지르면서 길게 뻗어 올라오기를 10회 반복해주세요.

난이도	세트
☆☆☆★★	1분~5분

기본 시리즈 | 개구리 자세

현대인들 대부분 고관절 주변 근육이 굳고 가동 범위가 충분하지 않기 때문에 개구리 자세로 가동 범위를 늘리고 고관절 주변부의 순환을 만들어내는 것이 필요합니다.

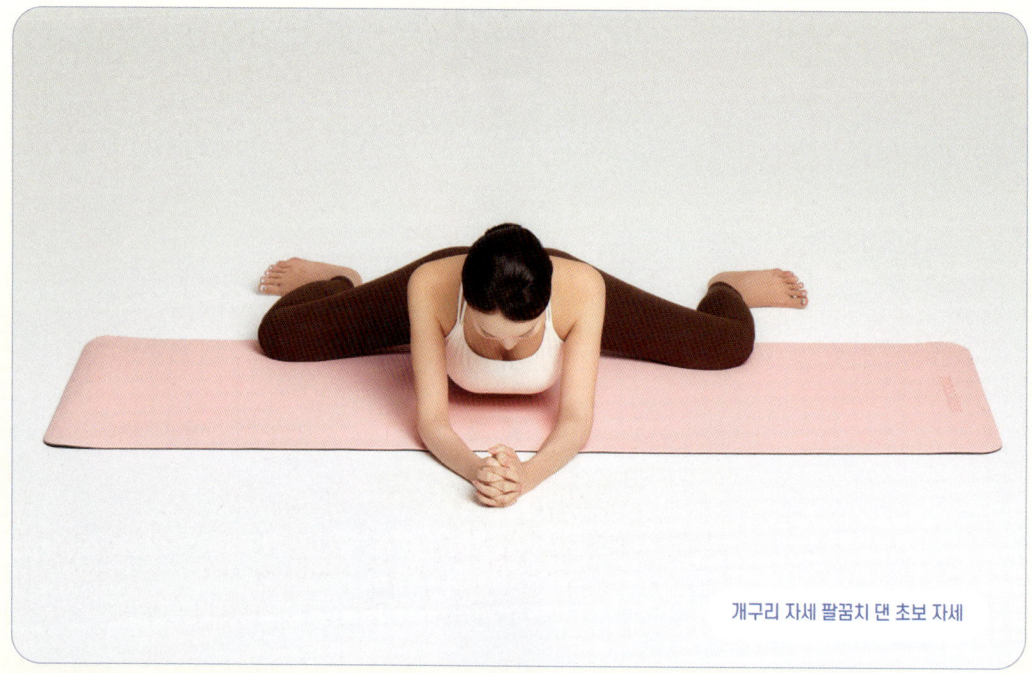

개구리 자세 팔꿈치 댄 초보 자세

1 매트에 두 무릎을 양옆으로 넓게 열어서 위에서 봤을 때 큰 'ㄷ자' 모양을 만들어주세요. 무릎과 발이 같은 선, 무릎과 골반이 같은 선으로 맞추고 천천히 상체를 내려서 팔꿈치를 대줍니다.

> **Tip**
> 개구리 자세는 타이트한 레깅스나 맨다리보다는 편한 츄리닝 바지를 입은 것이 더 편할 거예요.

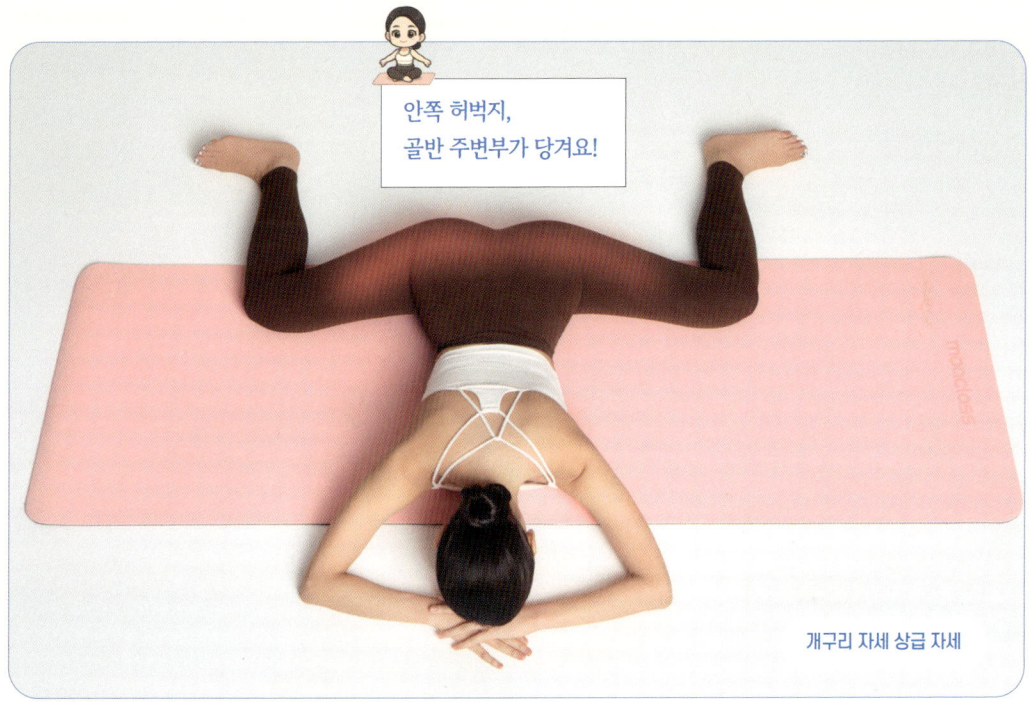

안쪽 허벅지, 골반 주변부가 당겨요!

개구리 자세 상급 자세

2 팔꿈치를 대고 유지하는 것이 조금 수월해진다면 두 무릎 간격을 옆으로 더 넓게 열고 손등 위에 이마를 두어 복부, 가슴을 바닥에 닿게 유지하면서 더 늘릴 수 있습니다.

난이도	세트
☆☆☆☆★	양쪽 10회

킥 시리즈 | 골반 서클

윤주코치의 스플릿 스트레칭의 메인, 킥 시리즈입니다. 보통 다리 찢기라고 하면 그냥 다리 열고 유지'만' 하면 늘어난다고 생각하지만 절대 그렇지 않습니다. 우리가 생각하는 그 다리 찢기 자세는 사실상 가장 마지막 단계이고 그 단계를 늘리기 위해서는 앞서 여러 스텝이 필요해요. 킥 시리즈는 그중 하나의 중요한 시리즈예요.

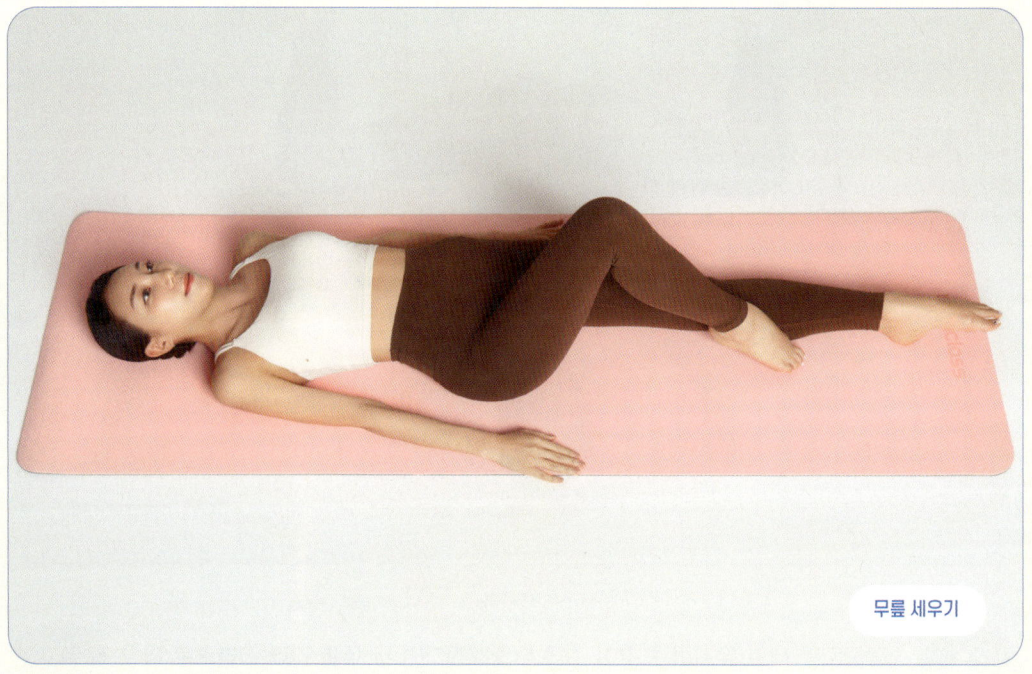

무릎 세우기

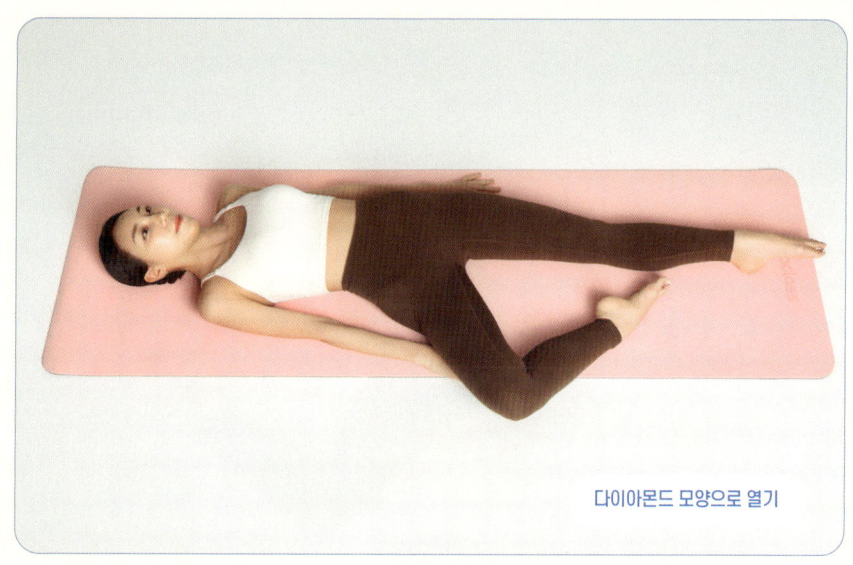

다이아몬드 모양으로 열기

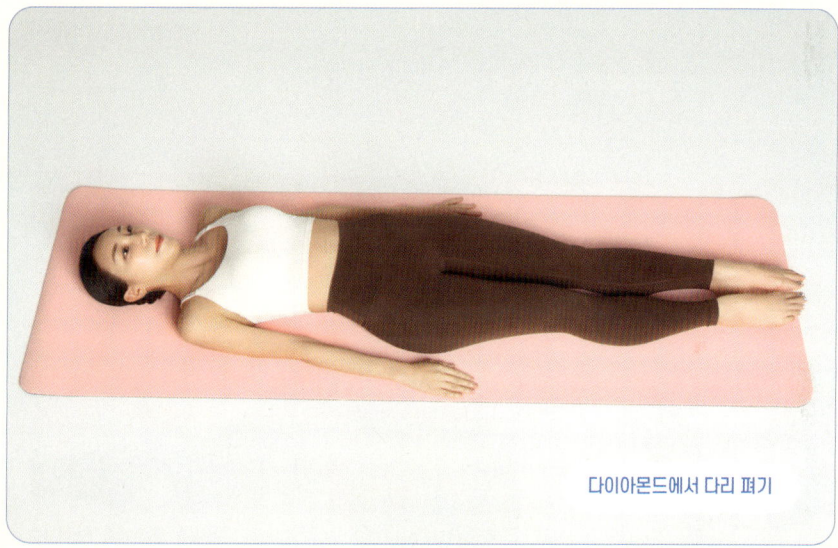

다이아몬드에서 다리 펴기

1 킥 시리즈에 들어가기 앞서 골반을 부드럽게 풀어줄 거예요. 두 다리를 뻗고 누워서 먼저 오른발 끝을 세워 무릎을 접어 들어옵니다. 무릎을 오른쪽으로 열어서 다이아몬드 자세 만들기. 그대로 아래로 내려서 다시 원위치. 이렇게 10번 부드럽게 반복하면서 왼쪽 골반이 뜨는 경우 왼손으로 가볍게 왼쪽 골반을 눌러주세요.

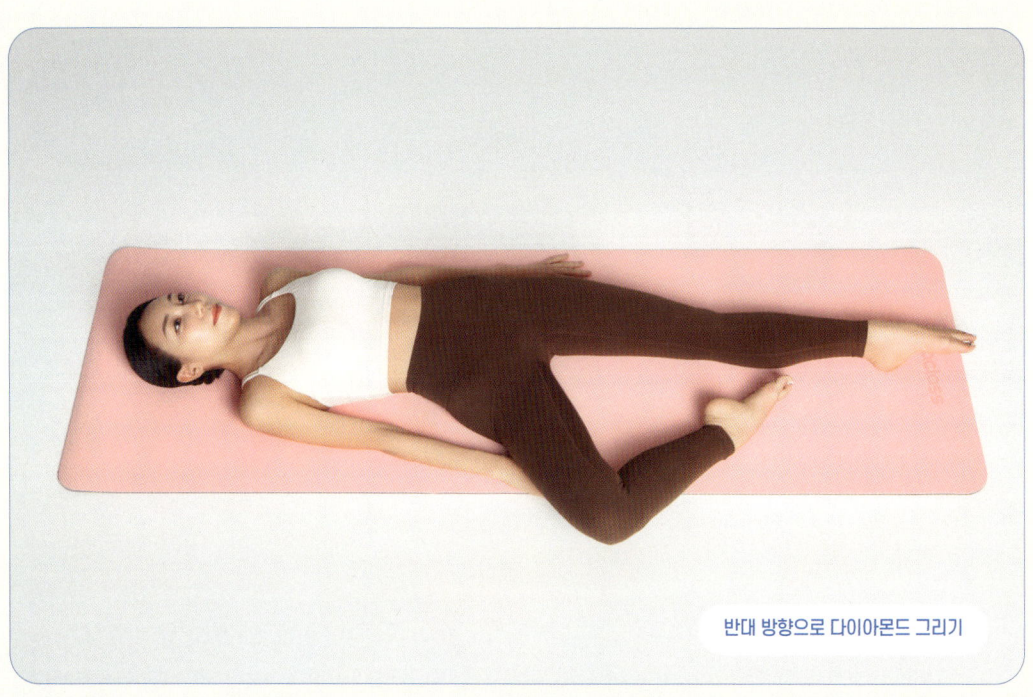

반대 방향으로 다이아몬드 그리기

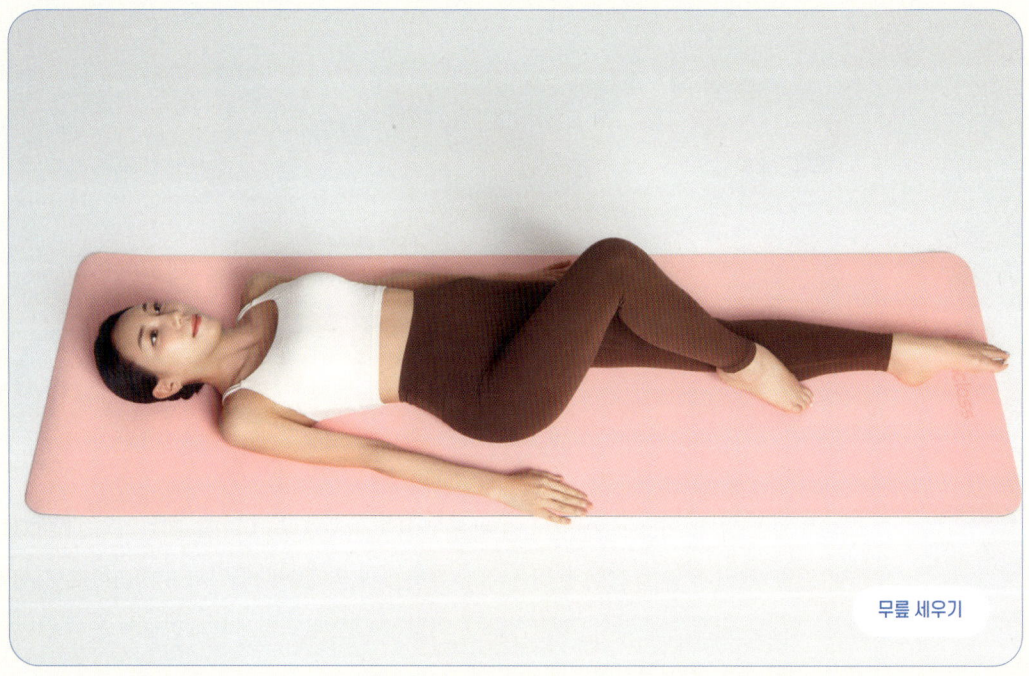

무릎 세우기

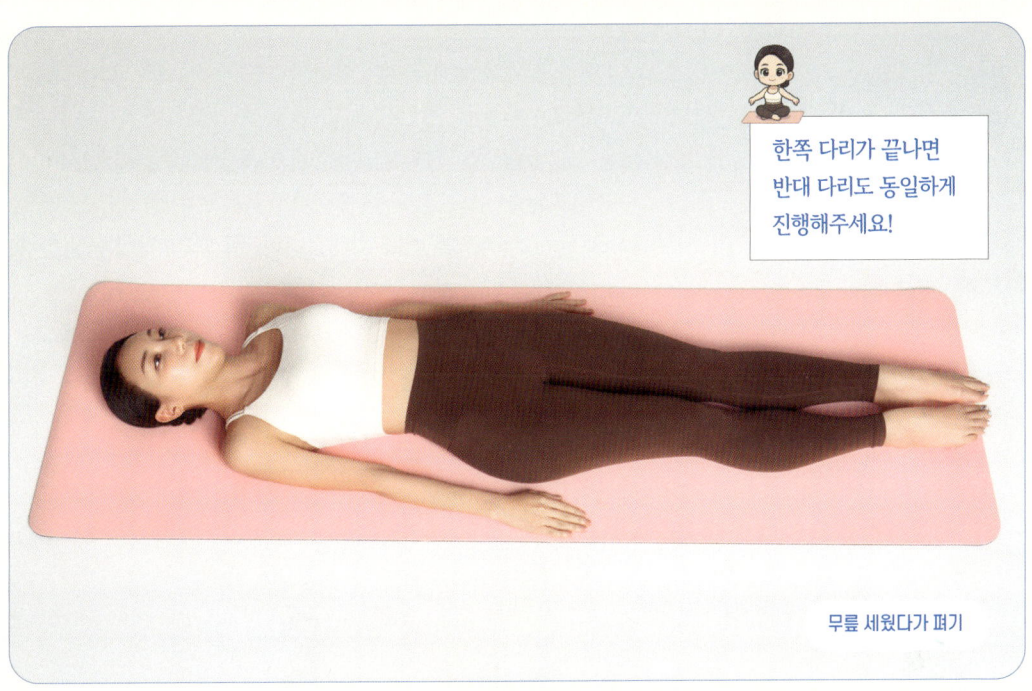

무릎 세웠다가 펴기

2 10번 반복했다면 이번에는 반대 방향으로 크게 원을 그려줍니다. 오른쪽 다리를 오른쪽으로 열어서 다이아몬드 만들어주고 무릎을 세워 아래로 내려주기, 이렇게 10번 진행해주세요. 반대 다리도 동일하게 진행해주세요.

난이도	세트
☆☆★★	10회 3세트

킥 시리즈 | 오른 다리 킥

골반을 가볍게 풀었으니 이제 본격적으로 킥 시리즈를 배울 차례입니다. 두 다리 각각 동일한 시퀀스로 진행합니다. 먼저 오른쪽부터 다리 차기 같이 해볼게요.

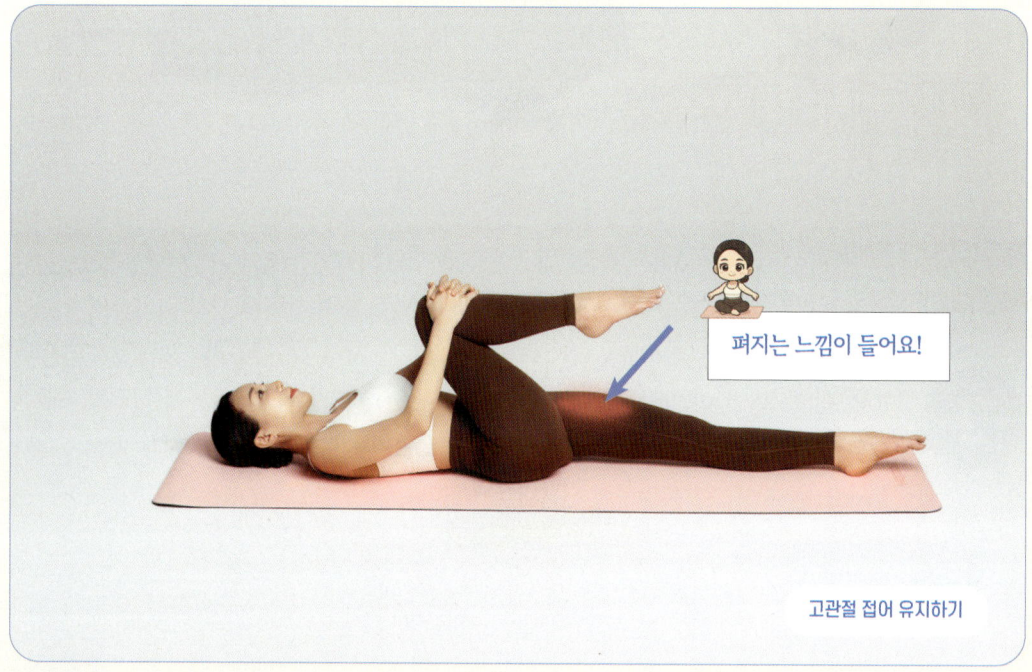

펴지는 느낌이 들어요!

고관절 접어 유지하기

1 두 다리 뻗고 누워서 오른쪽 무릎을 가슴 쪽으로 당겨와 양손으로 깍지를 껴 가볍게 당겨와서 10초 유지합니다. 뻗고 있는 왼쪽 고관절-허벅지 앞면을 늘려줍니다.

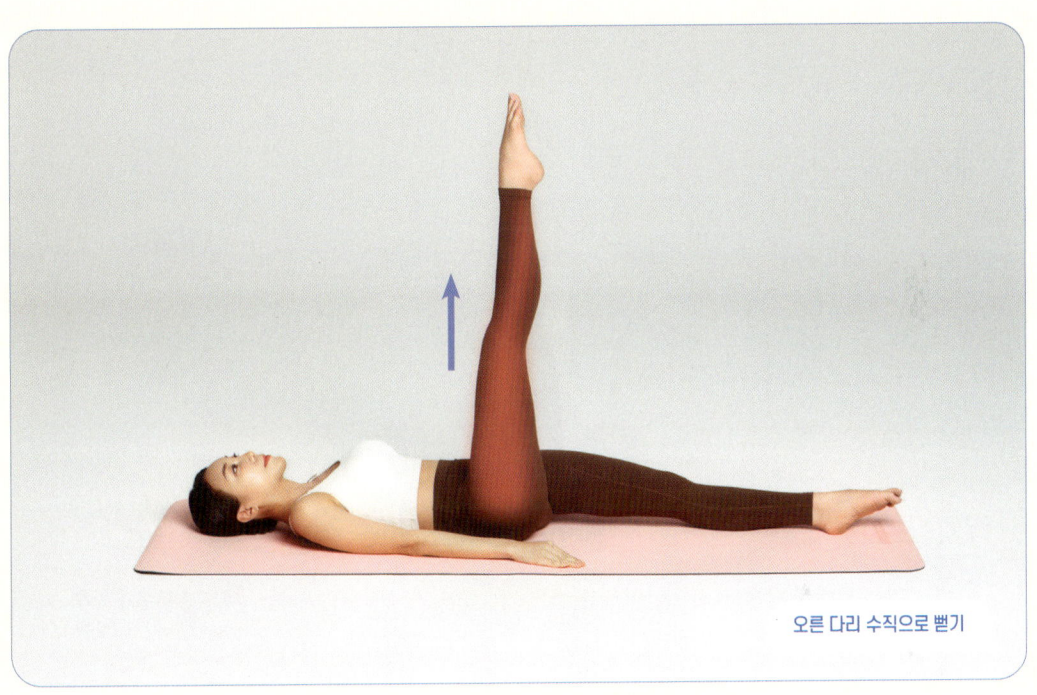

오른 다리 수직으로 뻗기

2 이제 오른쪽 다리를 수직으로 길게 뻗어주세요. 무릎은 가능한 만큼 펴주세요.

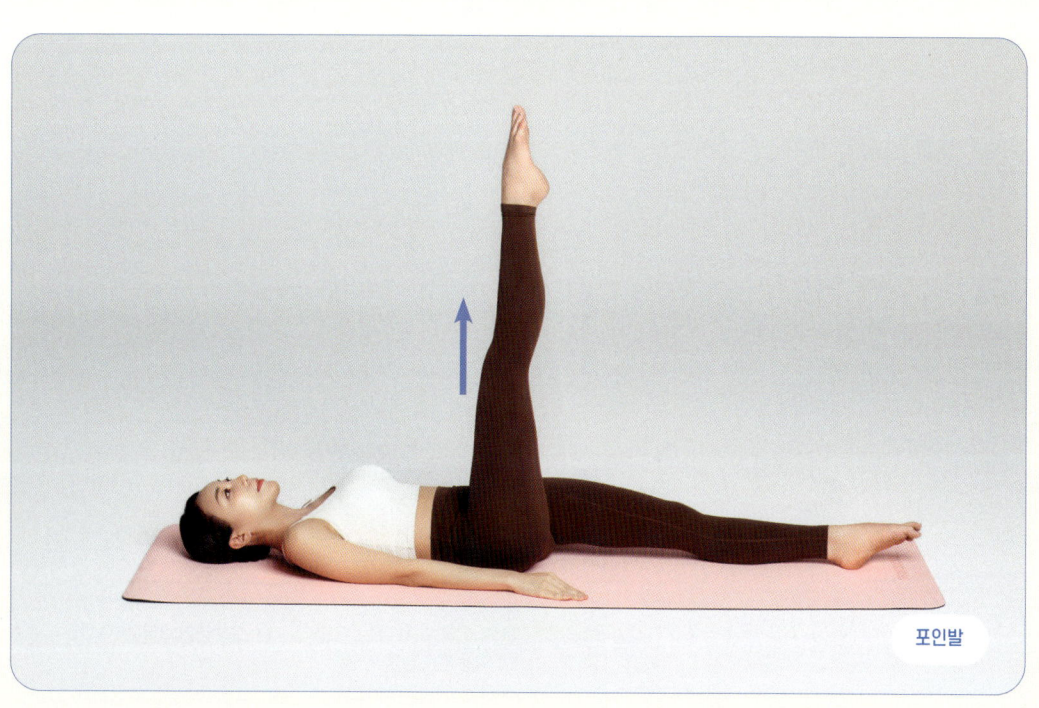

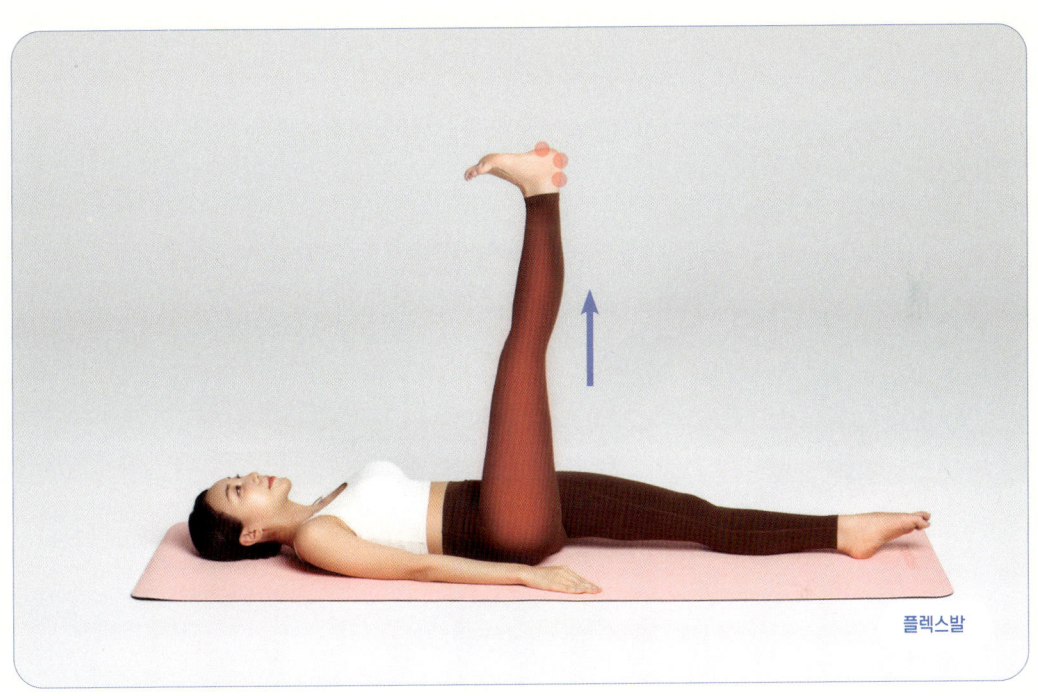

플렉스발

3 이제 양손은 바닥을 가볍게 눌러주고 오른발을 플렉스로 바꿨다가 다시 포인으로 반복해 줍니다. 발 모양을 플렉스로 바꿀 때는 발가락을 당기는 것보다는 발뒤꿈치를 천장으로 밀어내는 힘에 더 집중해주세요. 이렇게 10회 반복해주세요.

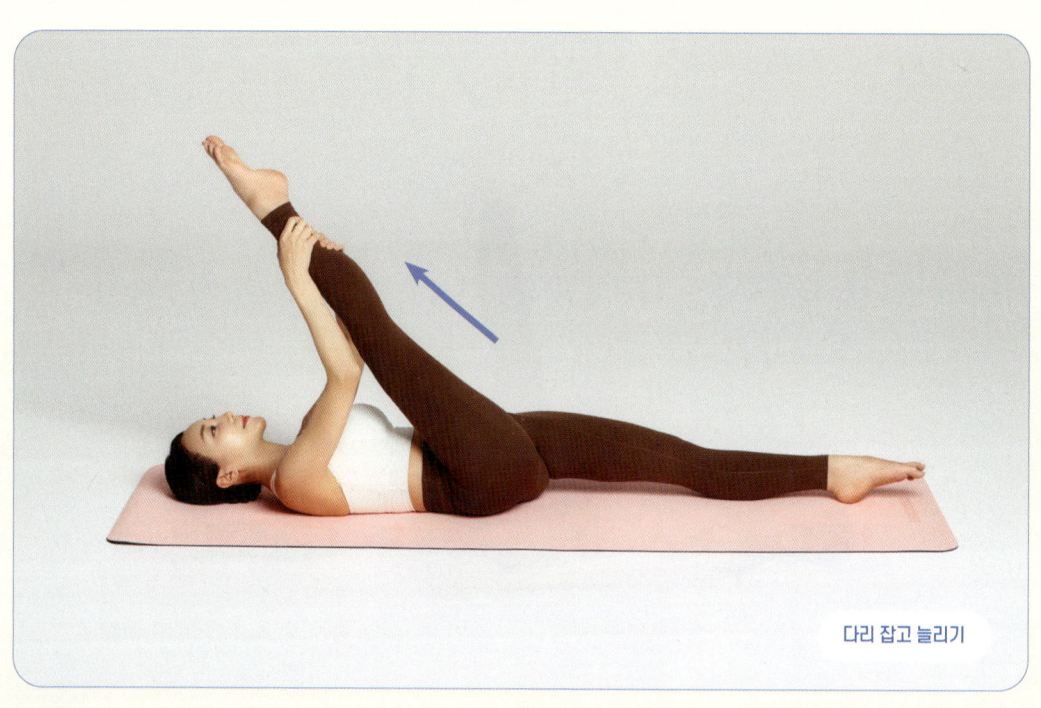

다리 잡고 늘리기

4 이어서 양손으로 오른 다리를 가슴 쪽으로 당겨와 발목이나 종아리를 잡고 최대 범위에서 유지합니다. 허벅지를 최대한 펴고 유지할 수 있는 최대 범위에서 10초 유지해주세요.

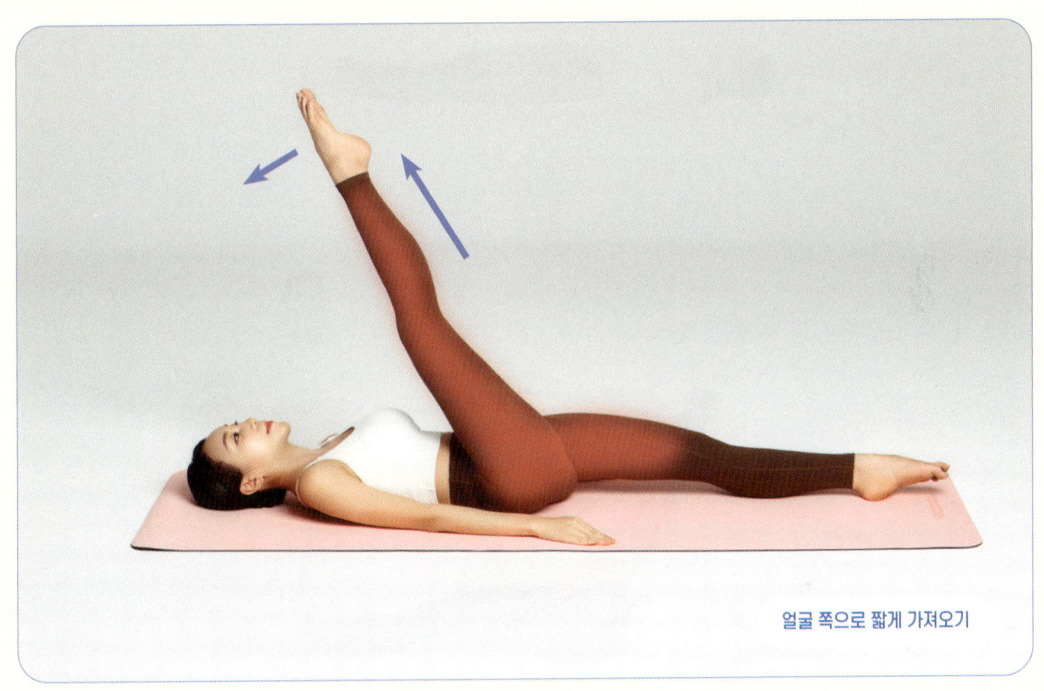

얼굴 쪽으로 짧게 가져오기

5 이제 양손은 다시 바닥에 내려두고 다리를 내 얼굴 쪽으로 짧게 가져오는 것을 10번 반복합니다.

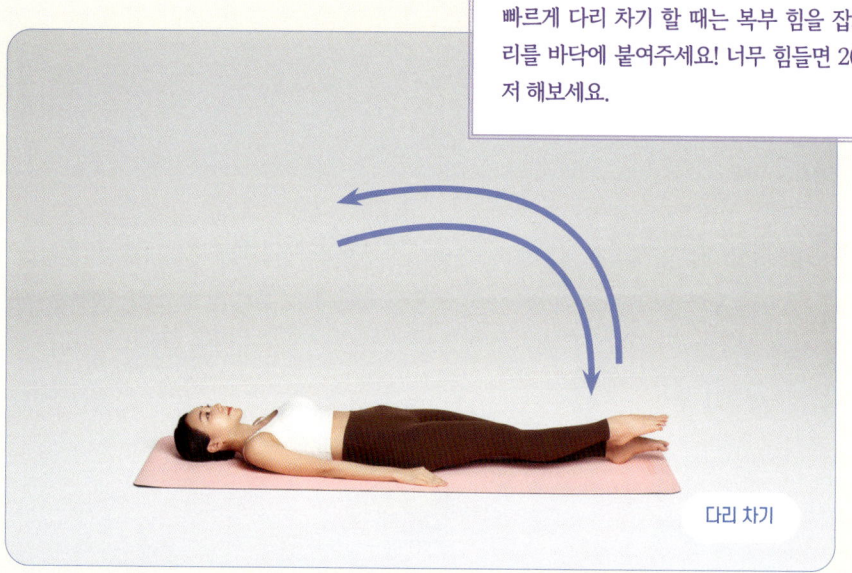

Tip
빠르게 다리 차기 할 때는 복부 힘을 잡고 등 허리를 바닥에 붙여주세요! 너무 힘들면 20개만 먼저 해보세요.

다리 차기

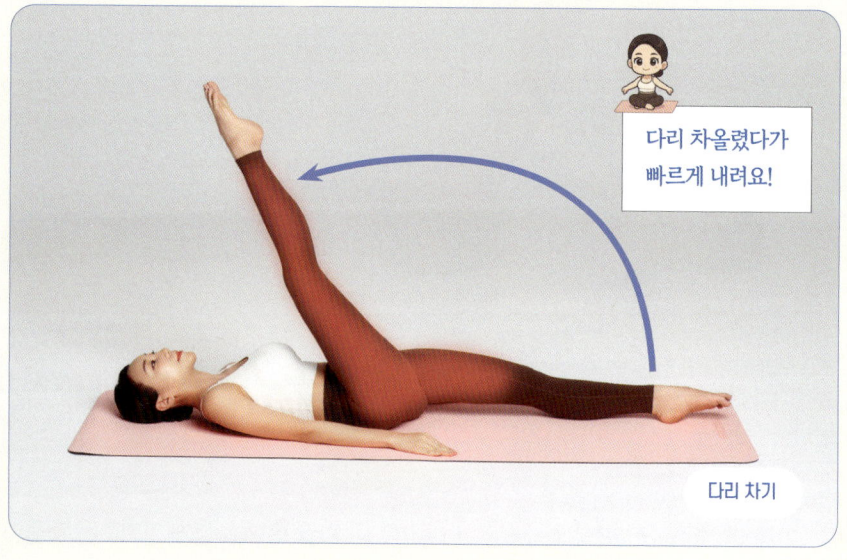

다리 차올렸다가 빠르게 내려요!

다리 차기

6 여기까지 왔다면 이어서 다리 차기! 다리를 바닥에 닿을랑말랑 내렸다가 빠르게 얼굴 쪽으로 차 오기! 서서 다리를 차 올린다고 상상하면서 다리를 바닥에 내릴 때는 천천히, 얼굴 쪽으로 가져올 때는 빠르게 차올립니다. 30번 반복해주세요.

난이도	세트
☆☆☆☆★	10회 3세트

킥 시리즈 | 왼 다리 킥

왼쪽 다리도 오른쪽 다리 차기와 동일한 시퀀스로 진행합니다.

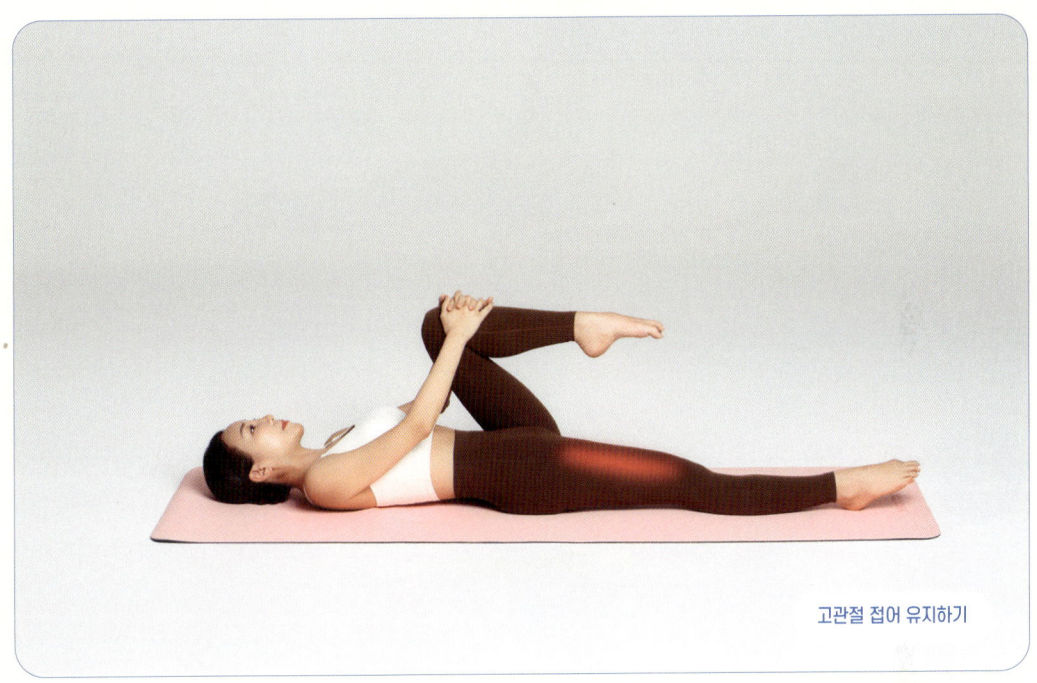

고관절 접어 유지하기

1 두 다리 뻗고 누워서 왼쪽 무릎을 가슴 쪽으로 당겨와 양손으로 깍지를 껴 가볍게 당겨와서 10초 유지합니다. 뻗고 있는 오른쪽 고관절-허벅지 앞면을 늘려줍니다.

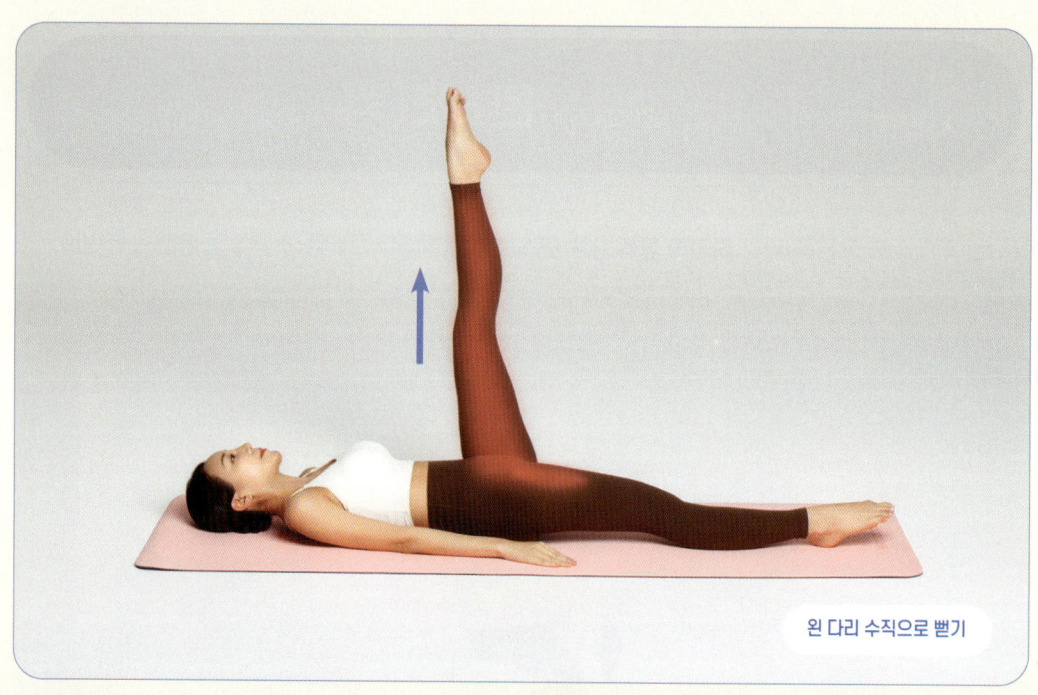

왼 다리 수직으로 뻗기

2 이제 왼쪽 다리를 수직으로 길게 뻗어주세요. 무릎은 가능한 만큼 펴주세요.

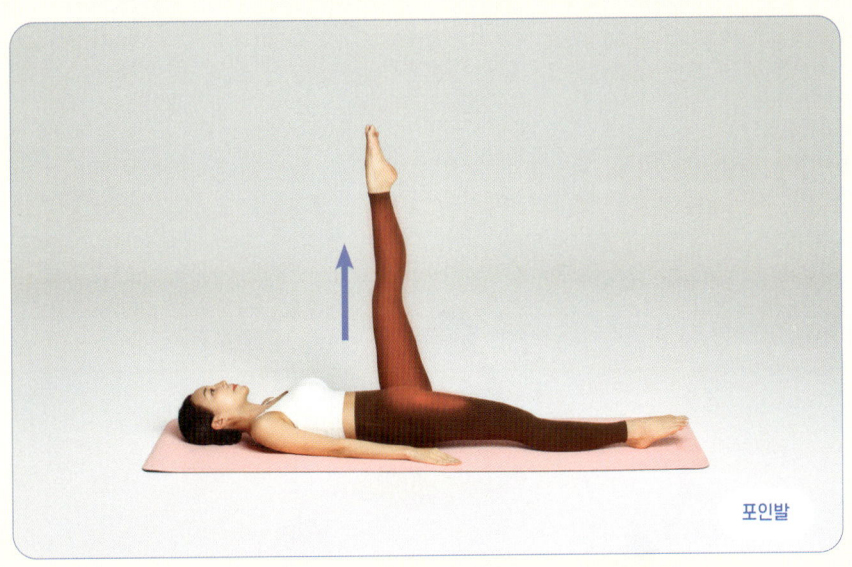

포인발

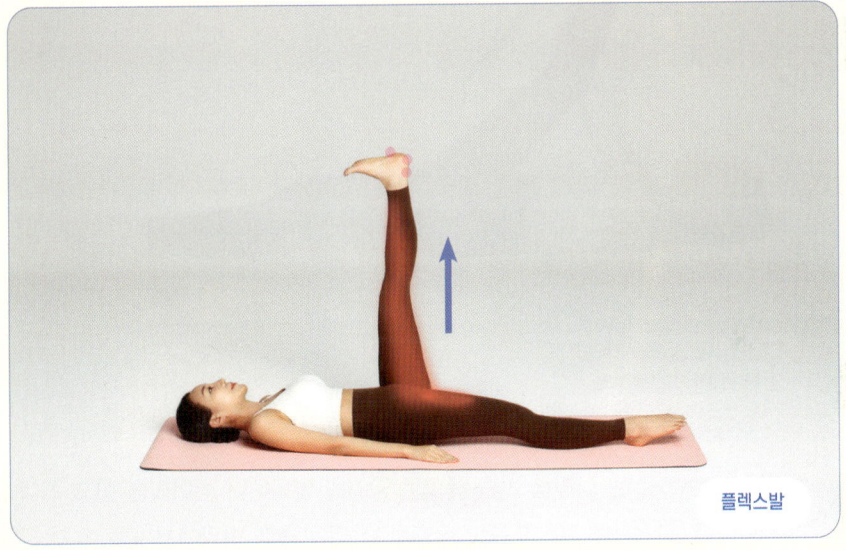

플렉스발

3 이제 양손은 바닥을 가볍게 눌러주고 왼발을 플렉스로 바꿨다가 다시 포인으로 반복해줍니다. 발 모양을 플렉스로 바꿀 때는 발가락을 당기는 것보다는 발뒤꿈치를 천장으로 밀어내는 힘에 더 집중해주세요. 이렇게 10회 반복해주세요.

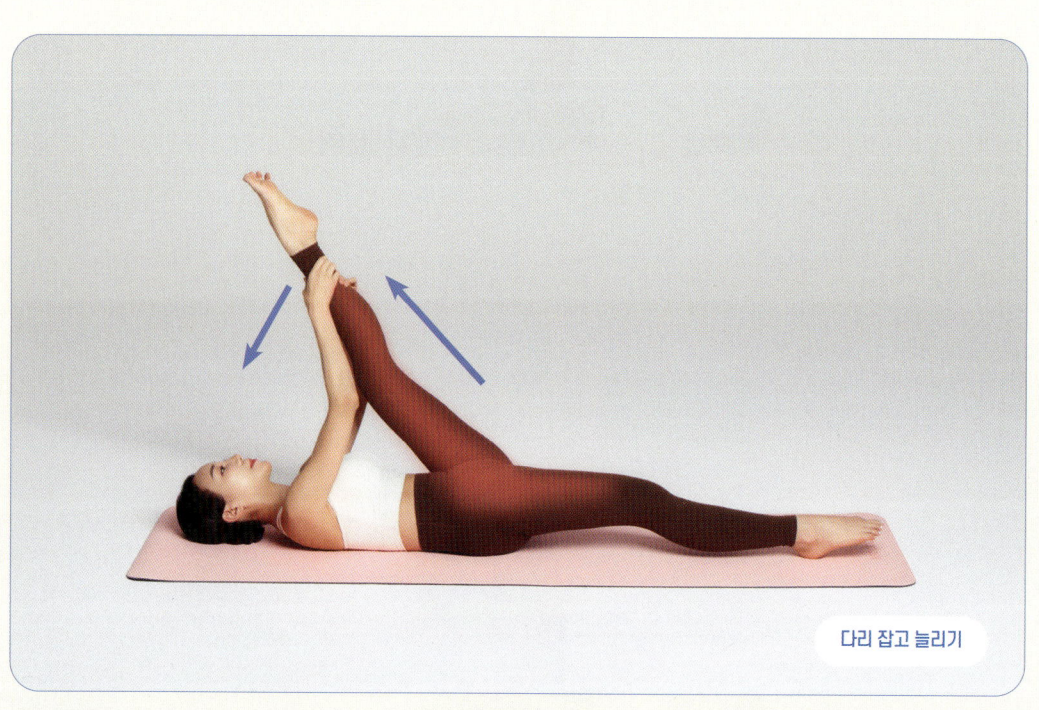

다리 잡고 늘리기

4 이어서 양손으로 왼 다리를 가슴 쪽으로 당겨와 발목이나 종아리를 잡고 최대 범위에서 유지합니다. 허벅지를 최대한 펴고 유지할 수 있는 최대 범위에서 10초 유지해주세요.

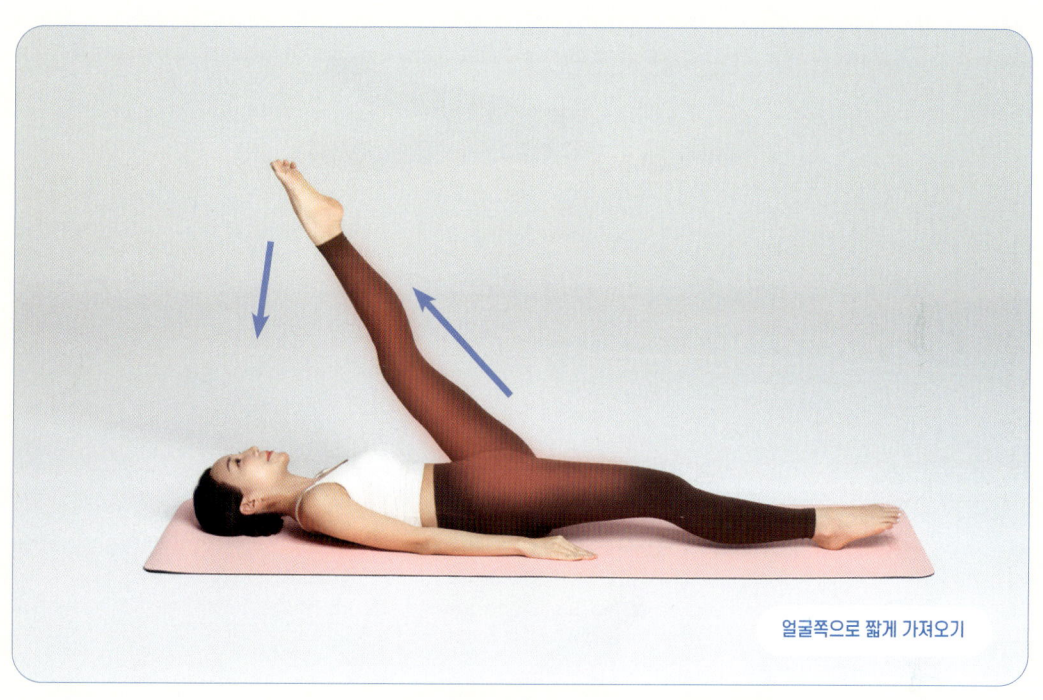

얼굴쪽으로 짧게 가져오기

5 이제 양손은 다시 바닥에 내려두고 다리를 내 얼굴 쪽으로 짧게 가져오는 것을 10번 반복합니다.

> **Tip**
> 빠르게 다리 차기 할 때는 복부 힘을 잡고 등 허리를 바닥에 붙여주세요! 너무 힘들면 20개만 먼저 해보세요.

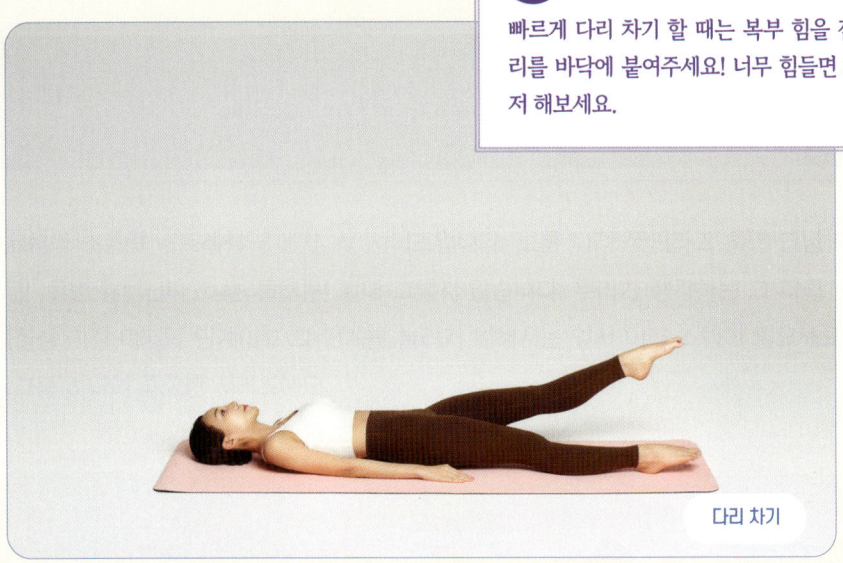

다리 차기

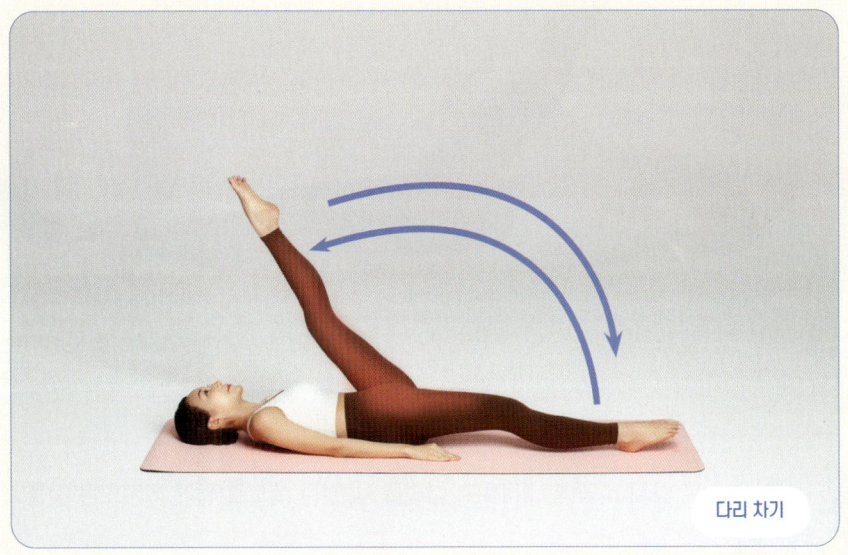

다리 차기

3 여기까지 왔다면 이어서 다리 차기! 다리를 바닥에 닿을랑말랑 내렸다가 빠르게 얼굴 쪽으로 차 오기! 서서 다리를 차 올린다고 상상하면서 다리를 바닥에 내릴 때는 천천히, 얼굴 쪽으로 가져올 때는 빠르게 차올립니다. 30번 반복해주세요.

난이도	세트
☆☆★★★	10회 3세트

킥 시리즈 | 사이드 킥

이번에는 두 다리를 골반 라인을 따라서 차봅니다. 사이드 스플릿 자세를 완성하기 위해 중요한 동작이에요.

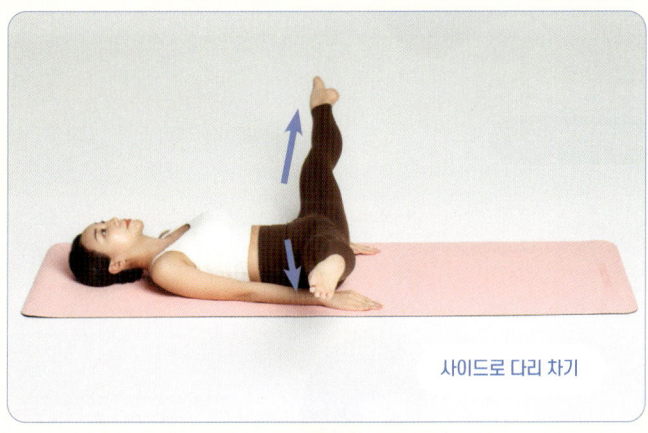

사이드로 다리 차기

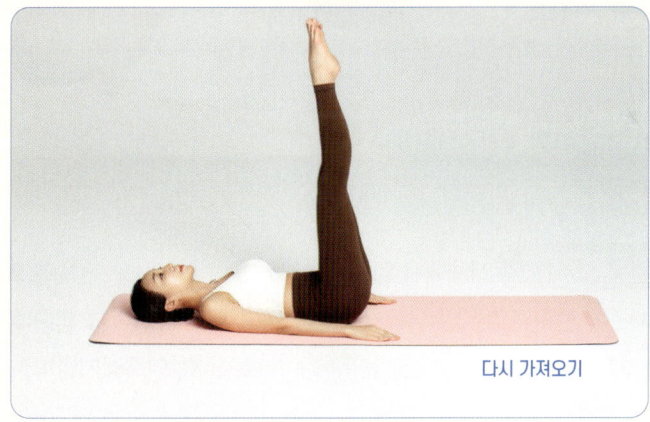

다시 가져오기

1 누워서 두 다리를 천장으로 뻗어주고 두 다리를 골반 라인을 따라 양옆으로 빠르게 차 내려줍니다. 천천히 옆으로 여는 것이 아니라 빠르게 툭~ 내리듯 차 내려주세요. 30번 반복합니다.

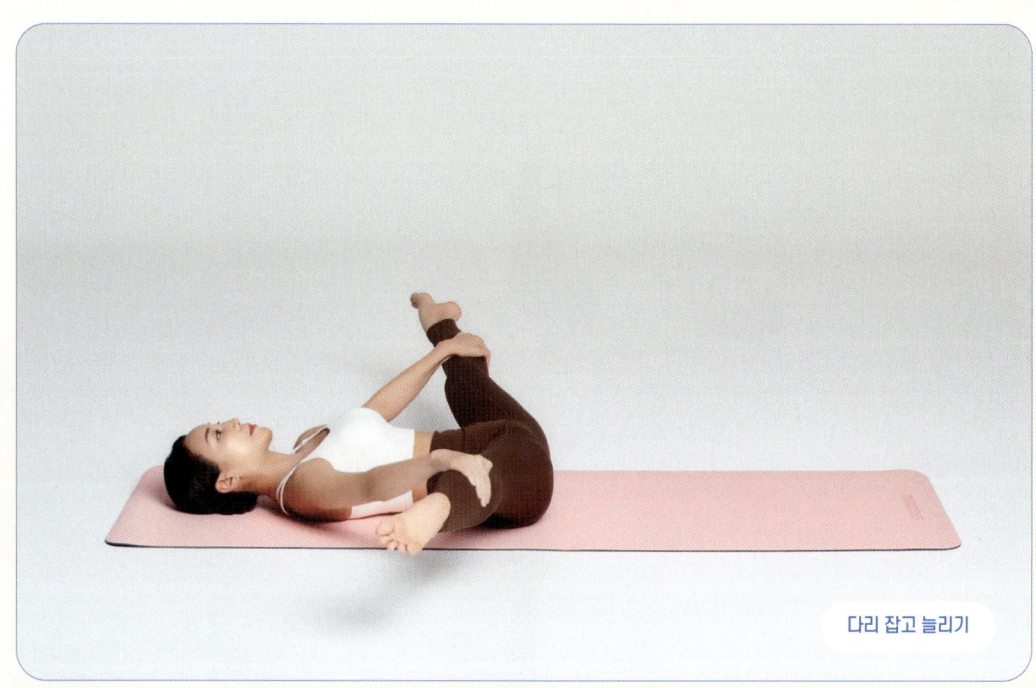

다리 잡고 늘리기

2 30번 반복 후 마지막 자세에서 양손으로 다리를 잡아주세요. 양손으로 다리를 양옆 바닥으로 지긋이 눌러주고, 얼굴 쪽으로 조금 당겨주세요. 허벅지 뻗어내는 힘으로 조금 더 뻗어내려고 해줍니다. 이 상태로 처음에는 30초 유지, 익숙해지면 1분 유지까지 늘려보세요. 힘들 때는 힘듦에 집중하기보다는 한숨 쉬면서 몸에 힘을 빼고 노래를 들으면서 유지하거나 예능 같은 영상을 보면서 유지하면 한결 수월하게 늘릴 수 있습니다.

| 사이드 스플릿 | 벽 스플릿 |

난이도 ☆☆☆★★

세트 1분~5분

두 다리를 벽에 대고 사이드 스플릿 자세를 만들어서 각도를 늘려봅니다.

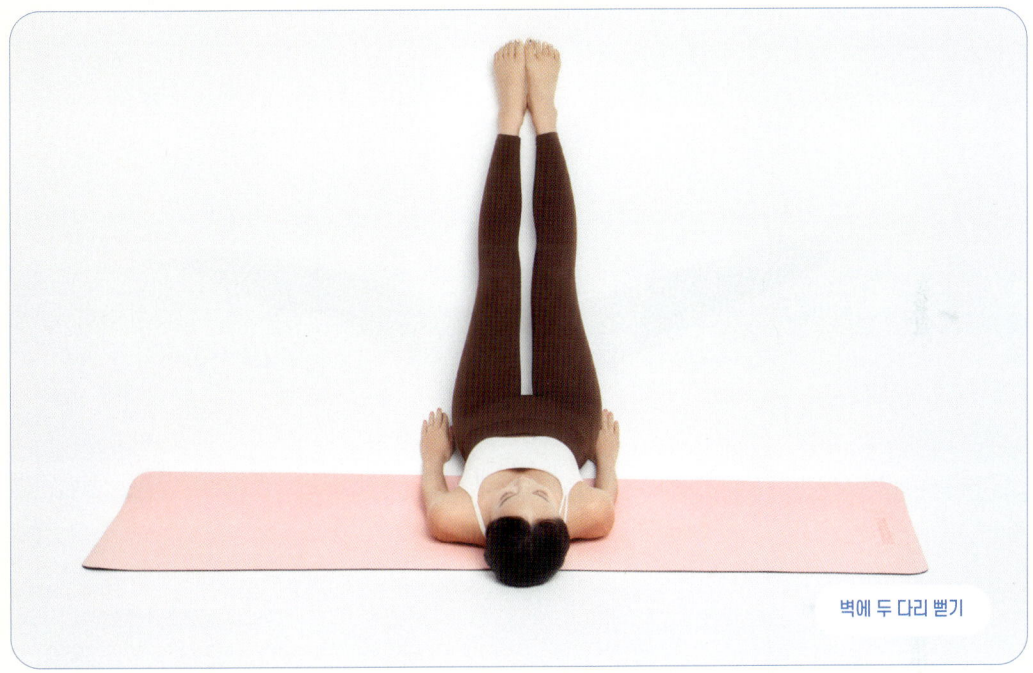

벽에 두 다리 뻗기

1 벽 스플릿은 벽에 대고 다리 각도를 늘리는 방법이에요. 벽을 보고 앉았다가 누워주세요. 두 다리를 벽에 대고 길게 뻗어줍니다. 엉덩이가 벽에 완전히 붙을 수 있도록 엉덩이를 들썩들썩 움직여서 엉덩이를 벽에 밀착해주세요.

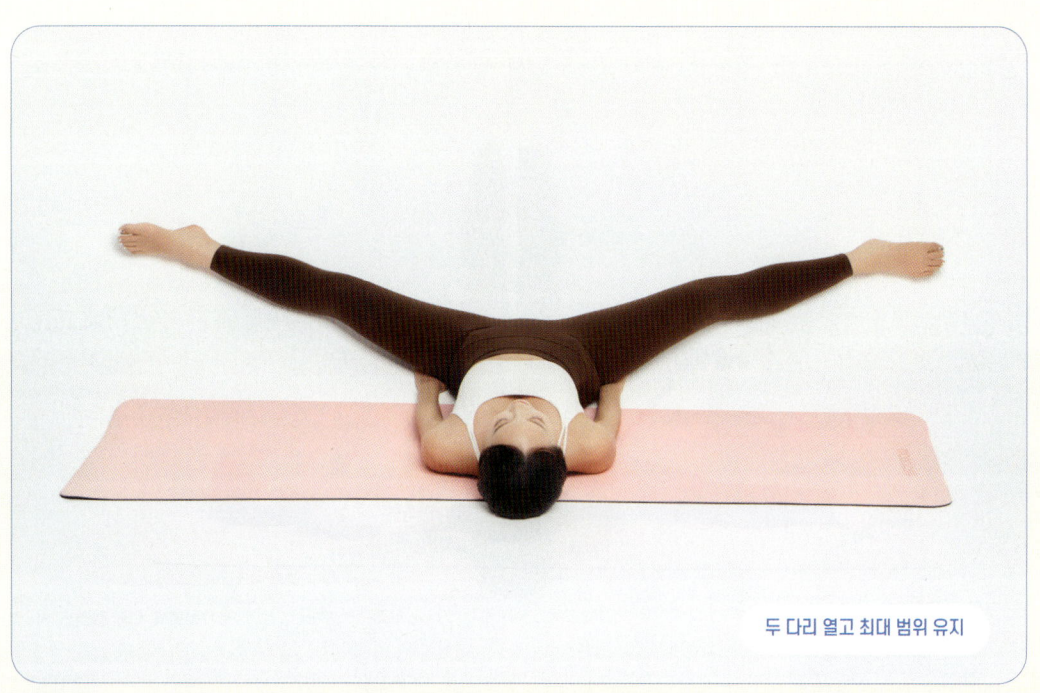

두 다리 열고 최대 범위 유지

2 벽에 대고 두 다리를 양옆으로 넓게 열어줍니다. 할 수 있는 범위까지 열고 허벅지를 벽에 최대한 붙여주세요. 최대 범위를 만들었다면 3분, 길게는 10분까지 유지합니다.

> **Tip**
> 벽 스플릿은 핸드폰 보면서 늘리기 좋아요. 매일 틈틈이 해보세요. 강추!

| 난이도 ☆☆☆★★ | 세트 10초 3회 |

사이드 스플릿 | 골반 세우기

사이드 스플릿 자세를 완성하기 위한 첫걸음, 골반 세우기부터 차근차근!

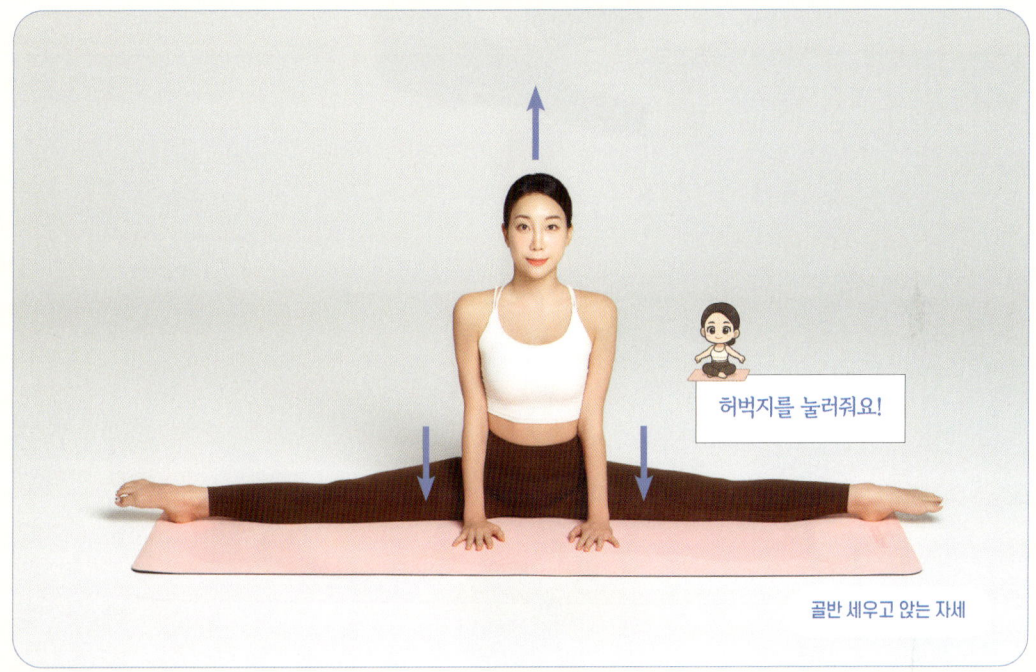

허벅지를 눌러줘요!

골반 세우고 앉는 자세

1 매트에 두 다리를 열고 앉아 양손으로 바닥을 짚고 척추를 세워주세요.

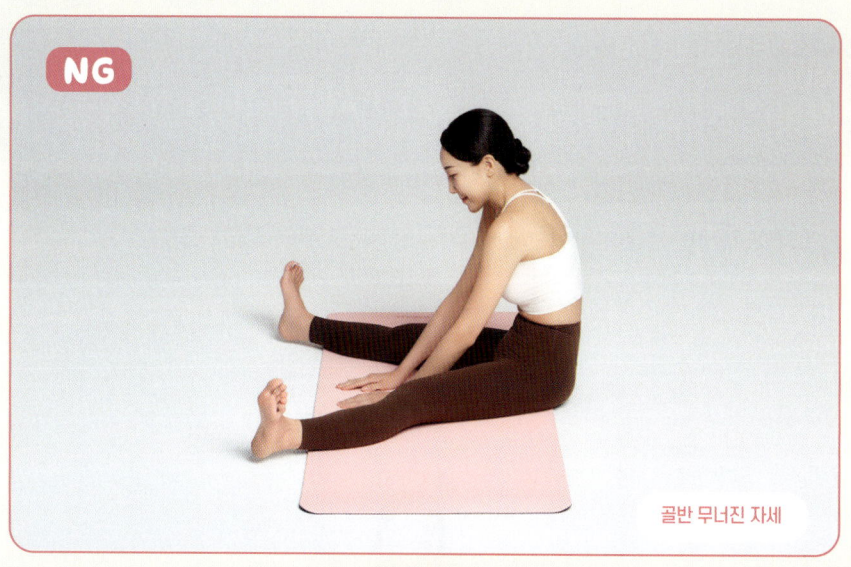

골반 무너진 자세

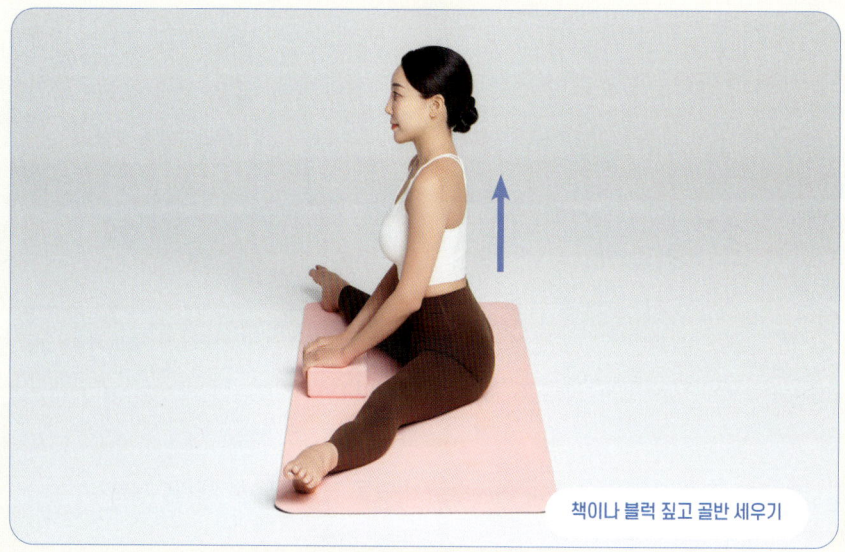

책이나 블럭 짚고 골반 세우기

2 양손을 바닥에 짚는 것이 어렵다면 손 아래에 책이나 블록을 쌓아 손을 짚어주세요. 손으로 바닥이나 책을 눌러서 골반을 세우고 정수리가 길어지는 느낌으로 길어지기, 허벅지와 엉덩이로 바닥을 눌러서 위쪽으로 길어지는 힘 쓰기, 이렇게 30초 유지합니다.

|난이도|세트|
|☆☆★★|30회|

사이드 스플릿 | 골반 세우기와 움직임

이번에는 골반을 세우고 골반 움직임까지 만들어보려고 합니다.

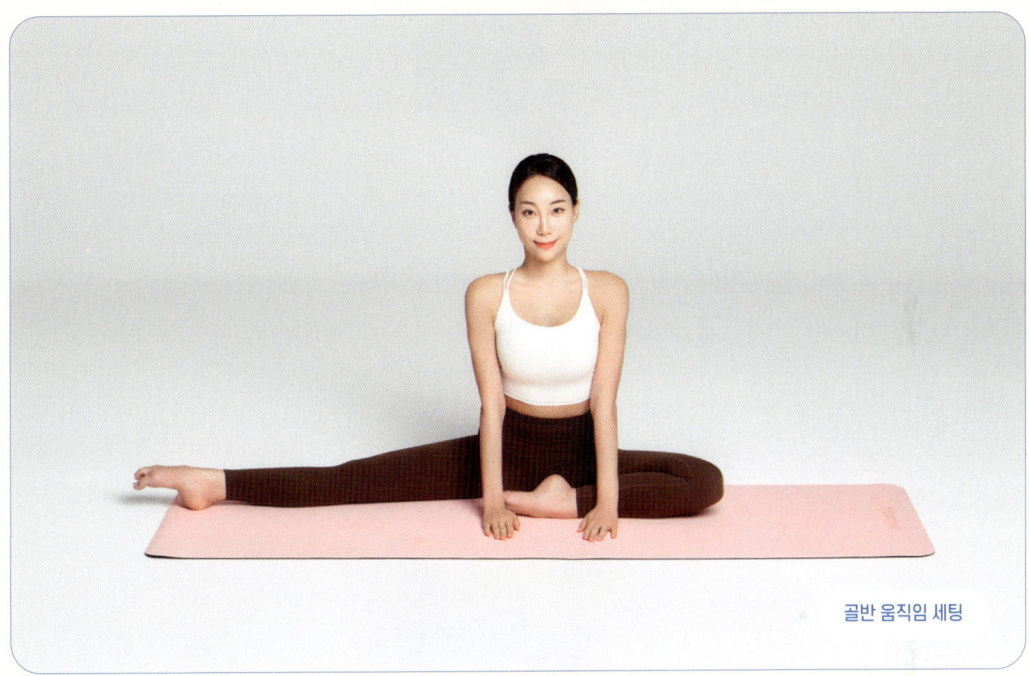

골반 움직임 세팅

1 먼저 한쪽 다리씩 연습합니다. 오른쪽 다리는 접고 왼쪽 다리는 옆으로 뻗어주세요. 두 골반을 세울 수 있는 각도로 다리를 뻗습니다. 손바닥을 몸 가까이에 짚고 골반과 척추를 세워주세요. 손이 닿지 않는다면 책이나 블록을 두고 짚어도 좋아요.

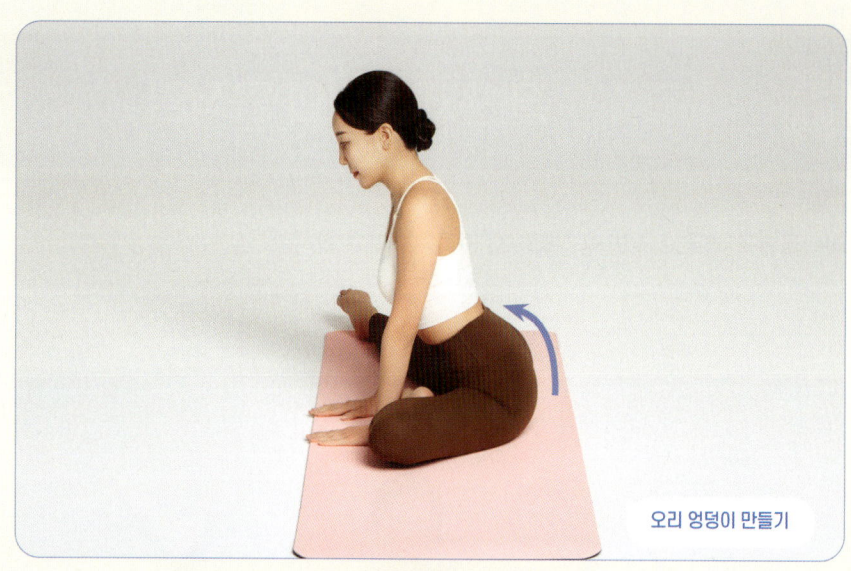

오리 엉덩이 만들기

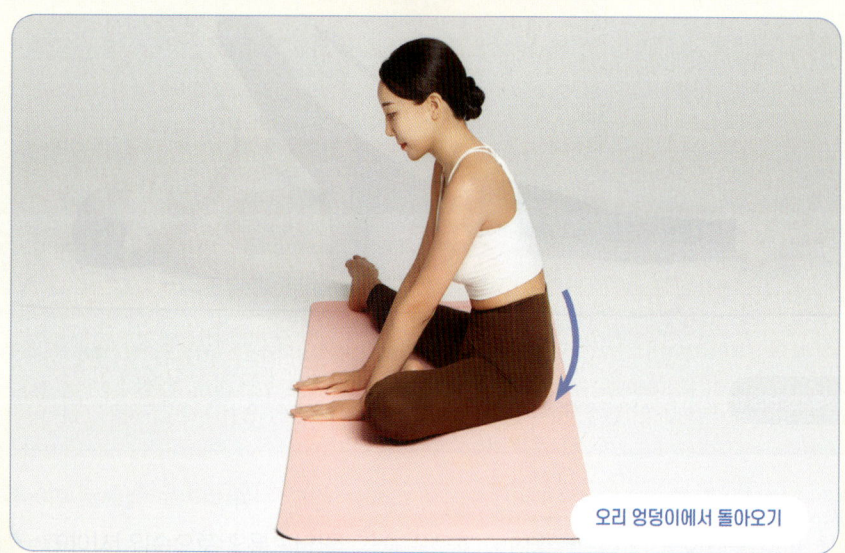

오리 엉덩이에서 돌아오기

2 이제 골반을 오리 엉덩이로 만들었다가 그 반대로 만들면서 골반 움직임을 만들어주세요. 30번 반복하고 반대 다리도 동일하게 진행해주세요.

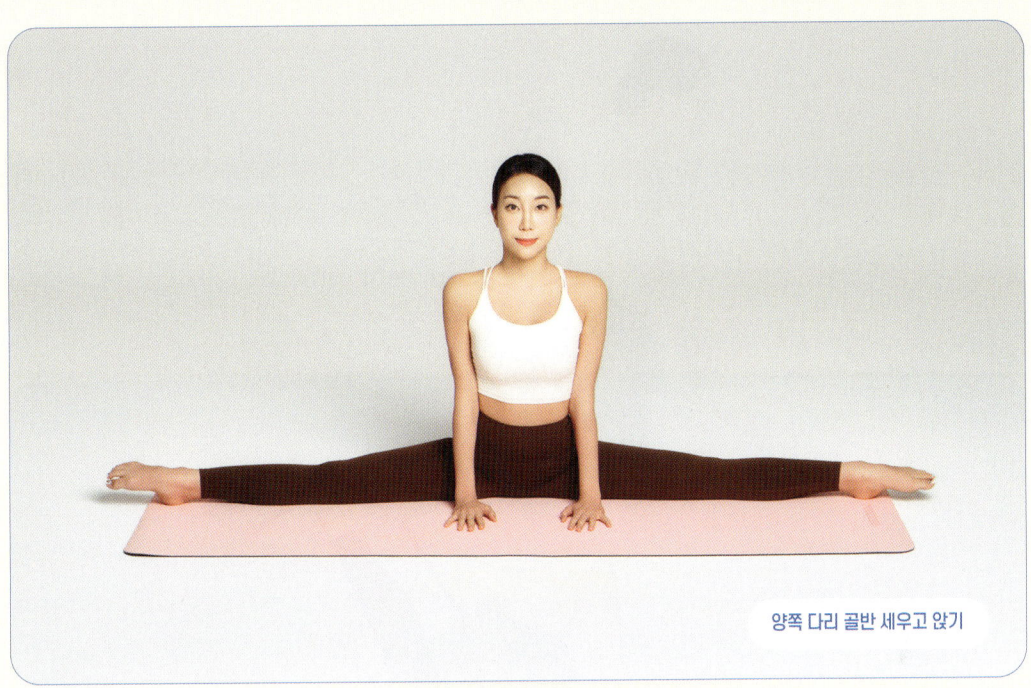

양쪽 다리 골반 세우고 앉기

3 양손을 몸과 먼 곳이 아닌 바지 앞, 몸 가까이에 바로 짚어주세요. 손으로 바닥 짚기가 어렵다면 똑같이 두꺼운 책을 두고 손을 짚어도 좋습니다.

> **Tip**
> 양쪽 다리 한쪽씩 골반 움직임을 만들었다면 이제는 두 다리를 열고 골반 움직임을 만들어볼 차례입니다. 한 다리씩 연습이 충분히 되어야 두 다리를 연 상태로 골반 움직임이 수월해요.

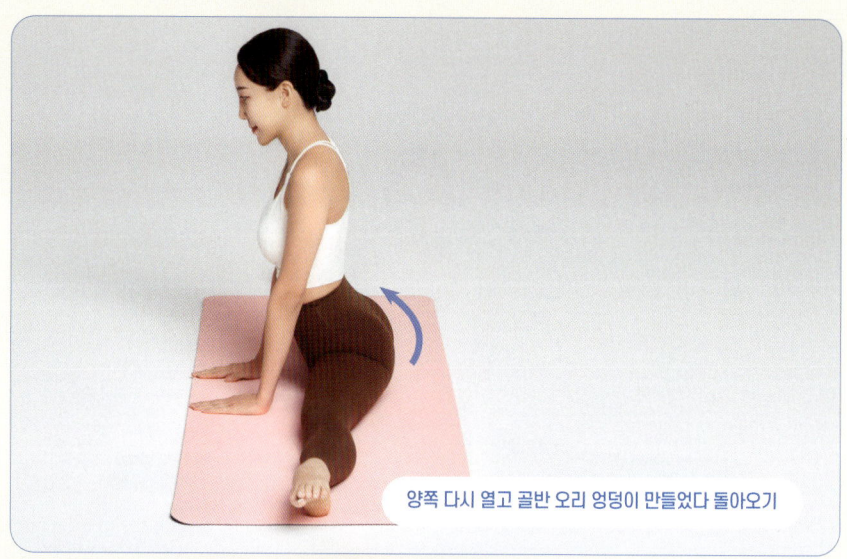

양쪽 다시 열고 골반 오리 엉덩이 만들었다 돌아오기

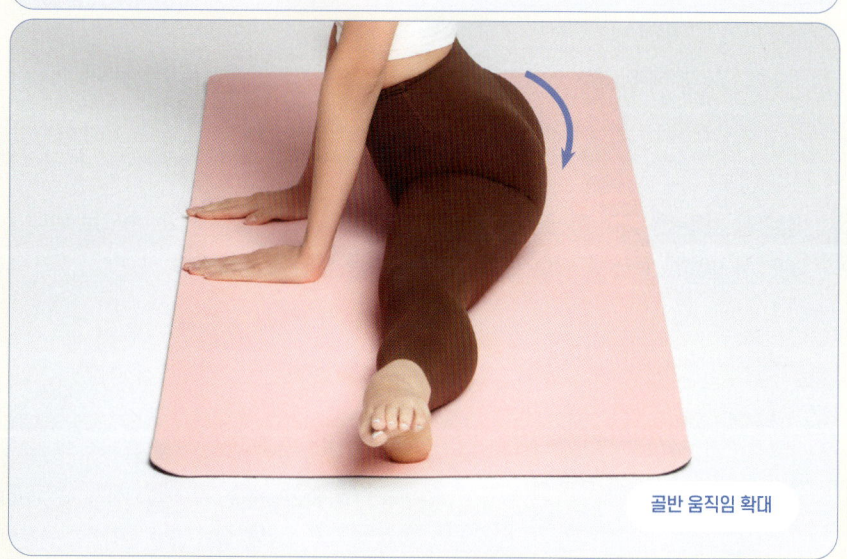

골반 움직임 확대

4 똑같이 여기서 골반을 오리 엉덩이로 만들었다가 다시 반대로 만들기. 이렇게 골반 움직임을 만들어주세요.

> **Tip**
> 한쪽 다리 골반 움직임은 되는데 양쪽 열고 움직이는 게 어렵다면, 양쪽 다리 열고 골반 세워서 유지하는 것만 먼저 꾸준히 해도 좋아요!

난이도	세트
☆★★★★	1분~3분

사이드 스플릿 | 완성 동작

여기까지 잘 따라오셨다면 이제 사이드 스플릿을 완성하는 단계까지 알려드릴게요. 처음에는 이 단계까지 하지 않아도 충분합니다.

정말정말 중요한 TIP

이 책을 보는 독자분들은 아마도 지금 초등학생보다는 이미 성장이 끝난 성인분들이 많을 것이라 생각합니다. 그래서 더더욱 스플릿 스트레칭은 급격하게 늘리려고 하지 않고 꾸준히 점진적으로 늘려가야 안전하게 늘릴 수 있어요. 예비 동작들을 통해 몸을 충분히 풀어주고 골반 움직임까지 만들었다면 이제 나의 최대 범위에서 3분 유지하기를 해봅니다.

골반 움직임을 통해 바지 앞면부터 차근차근 바닥에 닿아 내려가야 정확히 척추를 세워서 골반부터 가슴까지 바닥 닿기 혹은 척추를 세워 내려가기가 돼요. 손을 멀리 짚어서 등을 굽어서 유지한다고 해서 절대 늘지 않습니다. 그리고 오히려 디스크 질환에 좋지 않습니다. 꼭 기억해주세요.

BEFORE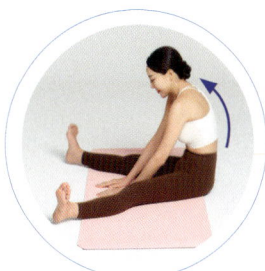

AFTER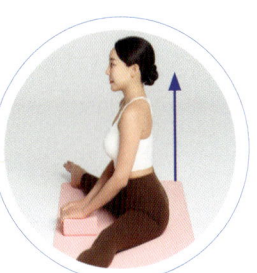

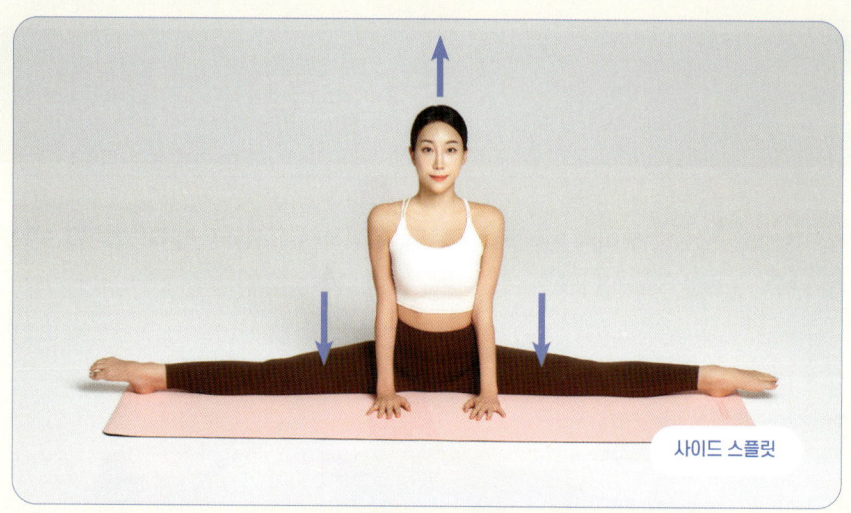

사이드 스플릿

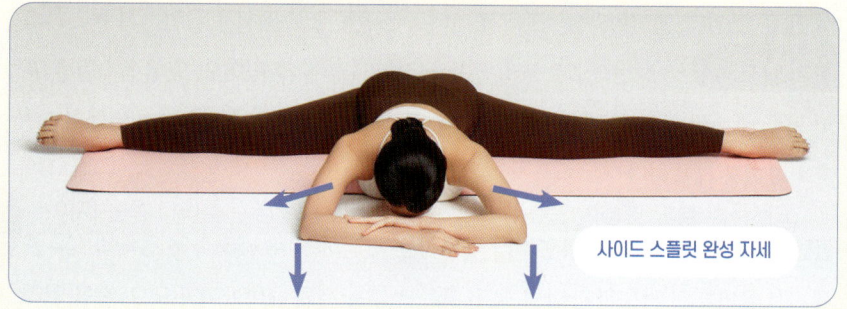

사이드 스플릿 완성 자세

1 손을 몸 가까이 짚고 척추를 세워서 내려갑니다.

2 등을 펼 수 있는 최대 범위에서 유지합니다.

> **Tip**
> 스플릿 스트레칭을 하는 이유는 단순히 다리 찢기 각도를 늘리기보다는 키 5cm 커 보이는 체형으로 만드는 과정 중 하나인 것을 꼭 기억해주세요. 각도를 많이 늘리지 않더라도 무너져 있는 골반을 세우는 것으로도 깊은 안쪽 허벅지 둘레를 정리할 수 있답니다.

난이도	세트
☆☆☆★★	10초, 10회

프론트 스플릿 | 장요근-햄스트링 스트레칭 연결하기

이번에는 프론트 스플릿 자세를 만들기 위해, 먼저 예비 스트레칭을 배워봅니다.

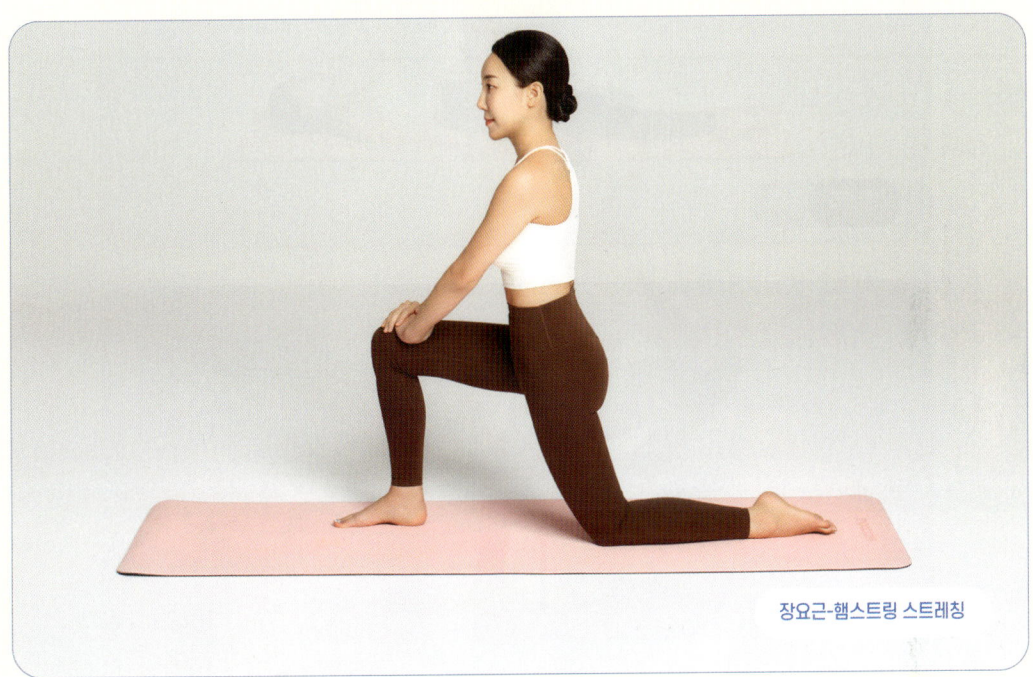

장요근-햄스트링 스트레칭

 먼저 장요근 스트레칭입니다. 오른쪽 발목 위에 무릎이 올 수 있게 무릎을 접어 세워주고, 허벅지 길이만큼 뒤에 왼쪽 무릎을 둡니다.

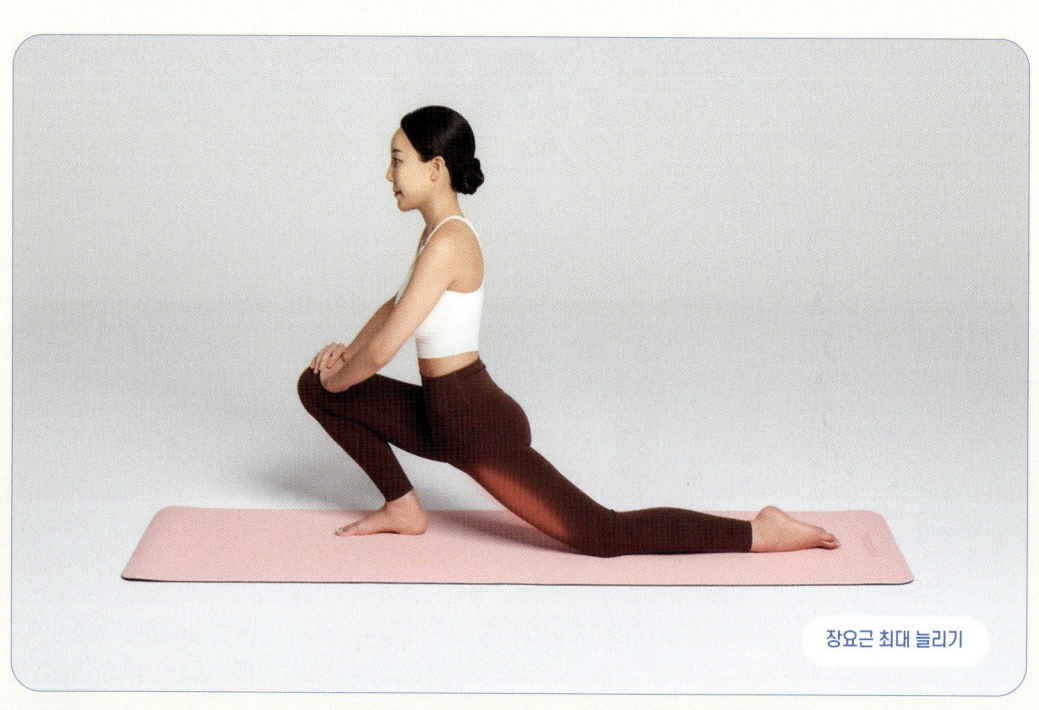

장요근 최대 늘리기

2 여기서 무게중심을 앞쪽으로 보내줍니다. 골반을 오리 엉덩이 반대로 만들면서 최대 범위로 늘려주고 10초 유지 후 제자리로 돌아옵니다.

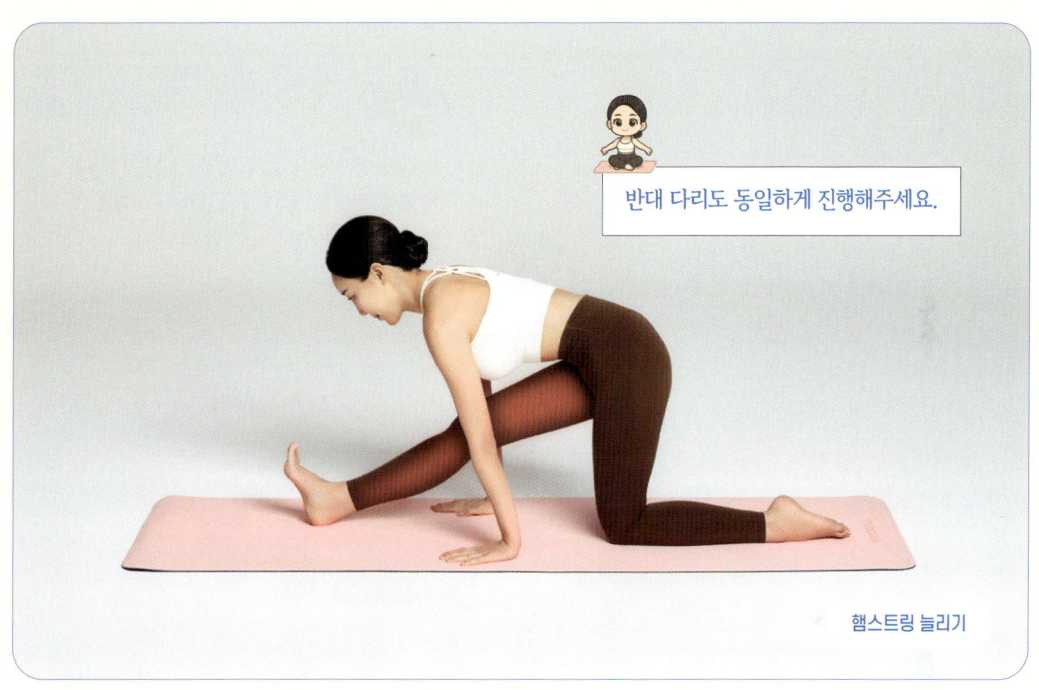

반대 다리도 동일하게 진행해주세요.

햄스트링 늘리기

3 이번에는 오른쪽 다리를 앞으로 펴내고 발 모양을 플렉스로 만들어주세요. 양손은 바닥을 짚고 오른쪽 골반을 쓸어내리기, 꼬리뼈는 뒤쪽으로 길어지게 등을 펴주세요. 10초 유지해주세요. 이제 장요근 스트레칭-햄스트링 스트레칭을 유지 시간 없이 10회 반복합니다.

| 프론트 스플릿 | 완성 동작 |

난이도 ★★★★★
세트 1분~3분

프론트 스플릿 예비 동작을 잘 따라 하셨다면 이제 마지막으로 프론트 스플릿을 완성하는 단계입니다. 요가 블럭이 있다면 좋지만 없다면 두꺼운 책 두 권을 준비해주세요.

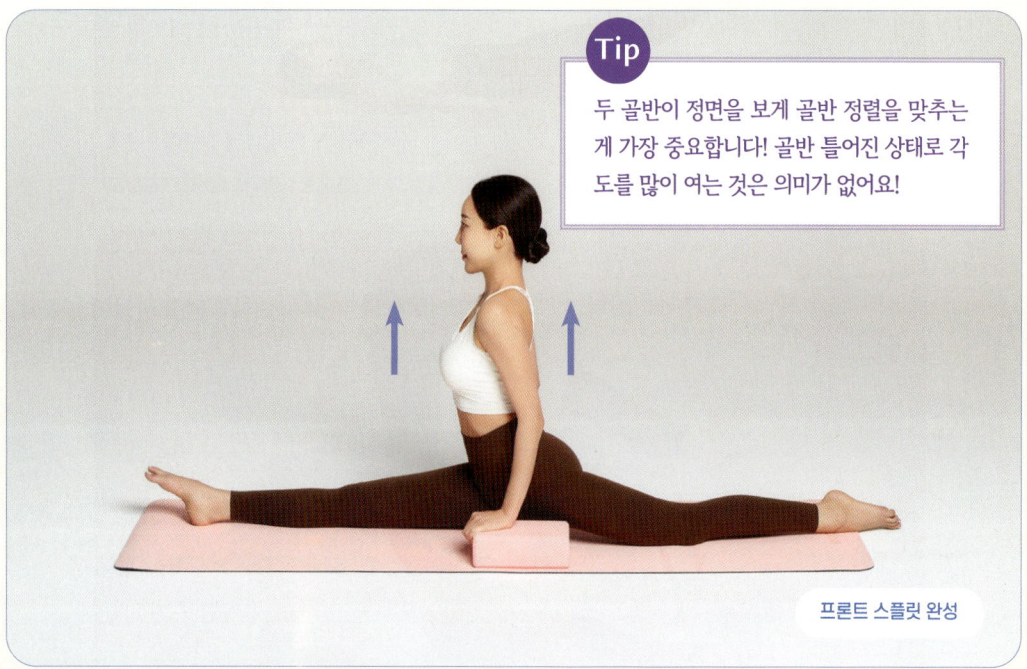

Tip
두 골반이 정면을 보게 골반 정렬을 맞추는 게 가장 중요합니다! 골반 틀어진 상태로 각도를 많이 여는 것은 의미가 없어요!

프론트 스플릿 완성

1 먼저 오른쪽 다리를 앞에 두고 펴서 뻗어내고 왼쪽 다리도 뒤로 뻗어주고 양손을 책 위에 짚어주세요. 이때 무게중심이 앞으로 쏟아지는 것이 아닌 무게중심은 배꼽 선으로 척추를 최대한 세우는 것이 중요해요.

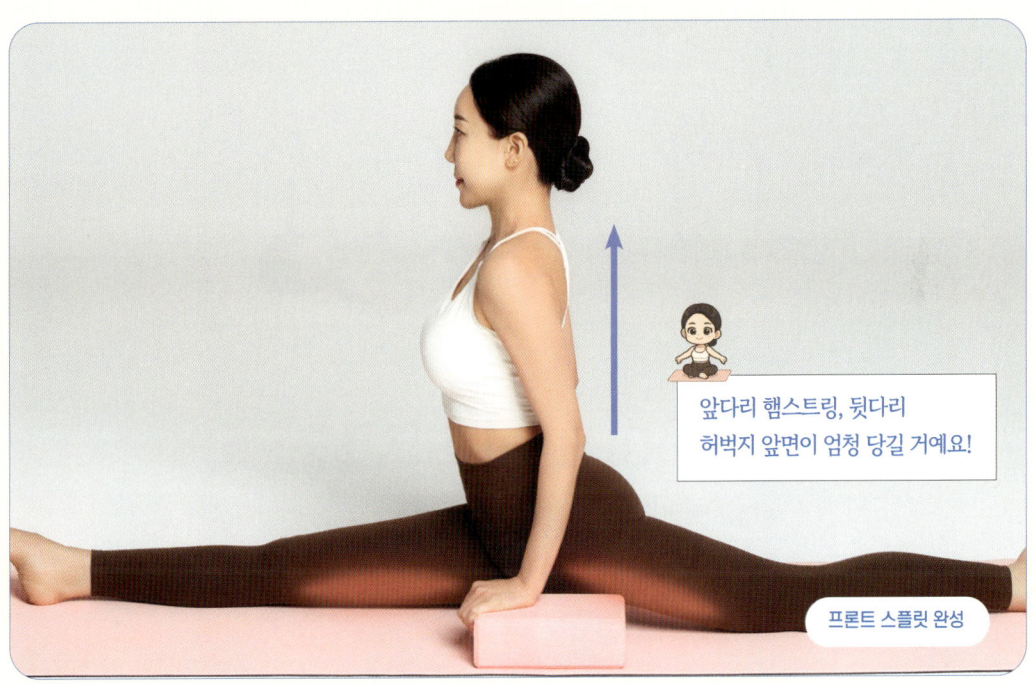

앞다리 햄스트링, 뒷다리 허벅지 앞면이 엄청 당길 거예요!

프론트 스플릿 완성

2 척추를 세우고 골반을 맞추는 범위로 자세를 만들었다면 이렇게 1분에서 적응되면 3분까지 유지해주세요. 사이드 스플릿 유지하는 것보다 많이 힘들 수 있습니다. 프론트 스플릿이 너무 어렵다면 예비 동작만 꾸준히 연습하다가 완성 단계는 이후에 천천히 도전해보아도 좋아요. 왼쪽 다리를 앞에 두는 반대 방향도 동일한 순서로 진행해주세요.

CLASS 4

키 5cm 커 보이는 윤주코치 하체 운동

키가 커 보이는 곧고 바른 몸을 만들기 위해서는 고관절 앞면 펴내기가 가장 중요합니다. 고관절 앞면, 즉 나의 속옷 라인 앞면이 바르게 펴진다면 청바지나 슬랙스를 입었을 때 훨씬 더 곧고 길어 보일 수 있고 나아가 곧은 다리 라인까지 만들 수 있습니다.

지금부터 알려드릴 특화 동작들을 꼭꼭 씹어 익혀주세요. 이 책을 보는 독자님들 모두 키가 5cm 더 커 보일 수 있습니다.

난이도	세트
☆☆★★★	10초 10회

벽 런지

리버스 런지

키 5cm 커 보이는 첫 번째 특화 동작, 리버스 런지입니다. 정말 중요합니다.

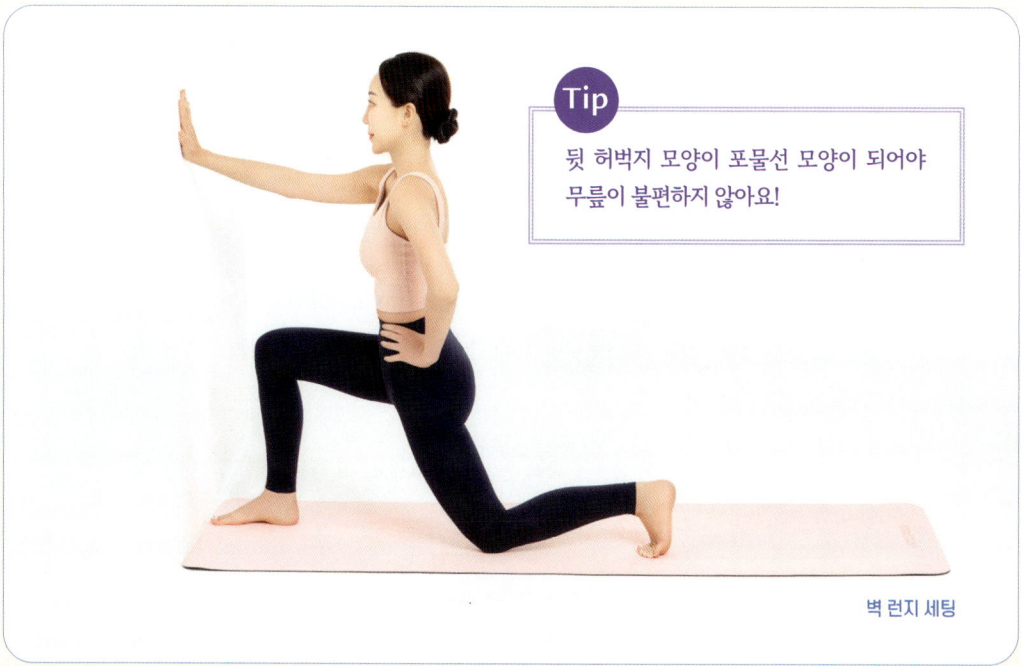

Tip 뒷 허벅지 모양이 포물선 모양이 되어야 무릎이 불편하지 않아요!

벽 런지 세팅

1 손을 짚을 수 있는 공간의 벽을 찾아주세요. 벽에 오른쪽 발가락 다섯 개 끝 선을 붙이고 오른쪽 발목 위에 무릎으로 다리를 세워줍니다. 그다음 오른쪽 허벅지 길이만큼 충분히 뒤에 왼쪽 무릎이 오도록 간격을 맞춰주세요. 양손으로 벽을 미는 자세까지 만들어주세요.

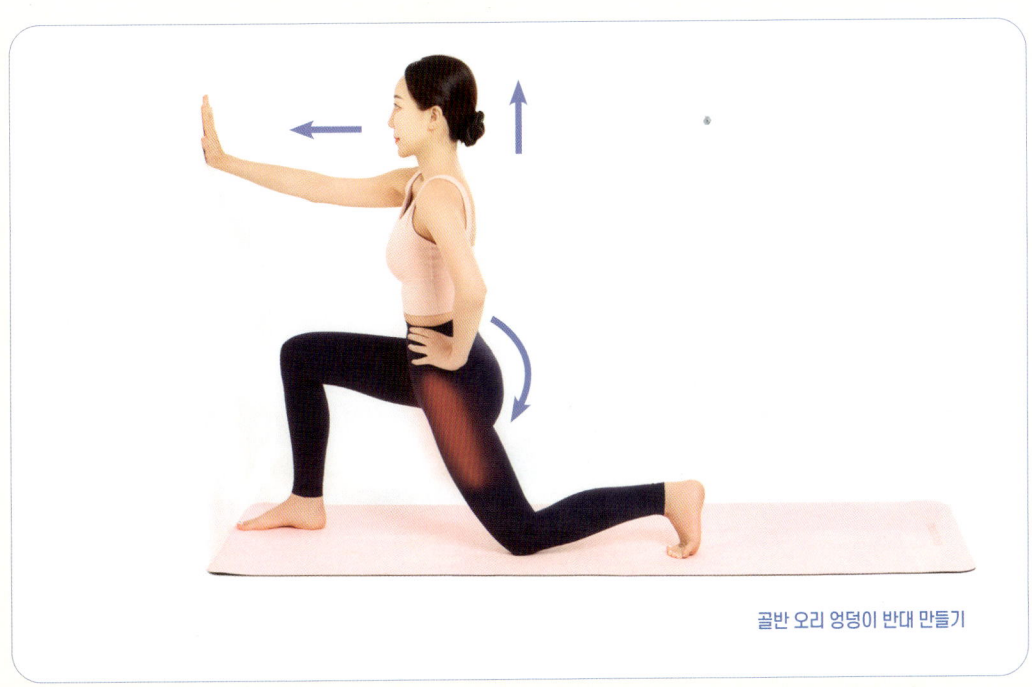

골반 오리 엉덩이 반대 만들기

2 이제 오른손으로는 벽을 밀고 왼손은 골반 옆을 잡아주세요. 골반을 오리 엉덩이 반대로 만들어 바지 앞면이 펴지는 느낌을 느껴보세요.

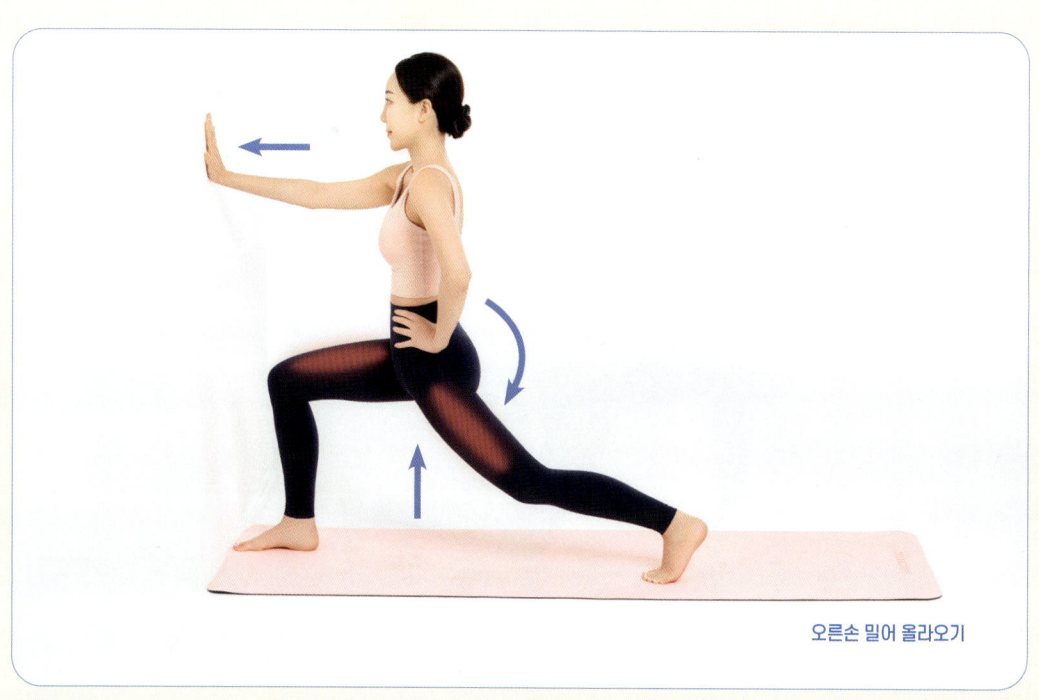

오른손 밀어 올라오기

3 이번에는 오른손으로 벽을 밀고, 골반을 오리 엉덩이 반대로 중립을 만들면서 뒷무릎을 바닥에서 5cm만 띄어줍니다. 올라와서 10초 유지하고, 반대도 동일하게 진행해주세요.

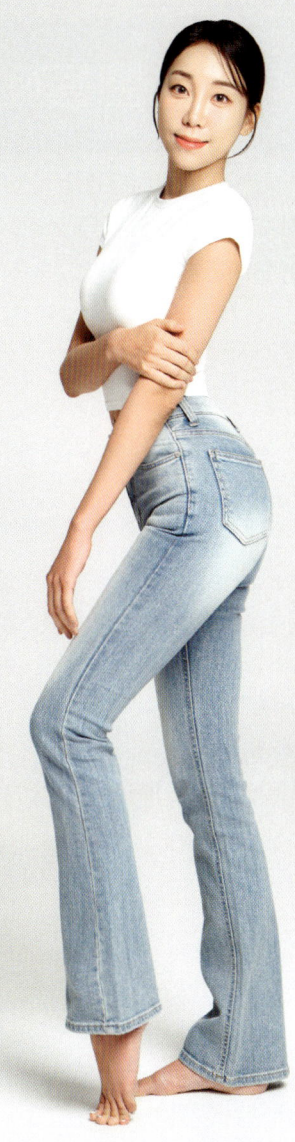

정말정말 중요한 TIP

오래 앉아 있는 생활로 인해 고관절 앞면(고관절 굴곡근)이 짧아지고 엉덩이 힘을 못 쓰는 상태에서 근육의 결을 위 아래로 수축하는 동작만 의미 없이 진행하면 흔히 앞벅지라고 하는 앞쪽 허벅지만 더 앞툭튀로 만드는 것밖에 되지 않습니다. 물론 특정 동작이 단순히 좋고 나쁘고 한 것은 없어요.

하지만 청바지나 슬랙스 등 일상복을 입었을 때 키가 좀 더 커 보이고 곧아보이고 싶다면 저의 운동법을 그대로 따라와주세요. 제가 제 몸을 바꾸었고 또 수많은 회원님들을 바꿔드린 특화 방법이니 믿어도 좋습니다.

난이도	세트
☆★★★★	10초 10회

리버스 런지 | 본 동작

벽으로 진행하는 벽 런지를 충분히 연습했다면 이제 맨몸으로 해볼 차례입니다. 맨몸으로 하는 본 동작이 어렵다면 벽 런지로 꾸준히 연습해도 좋아요.

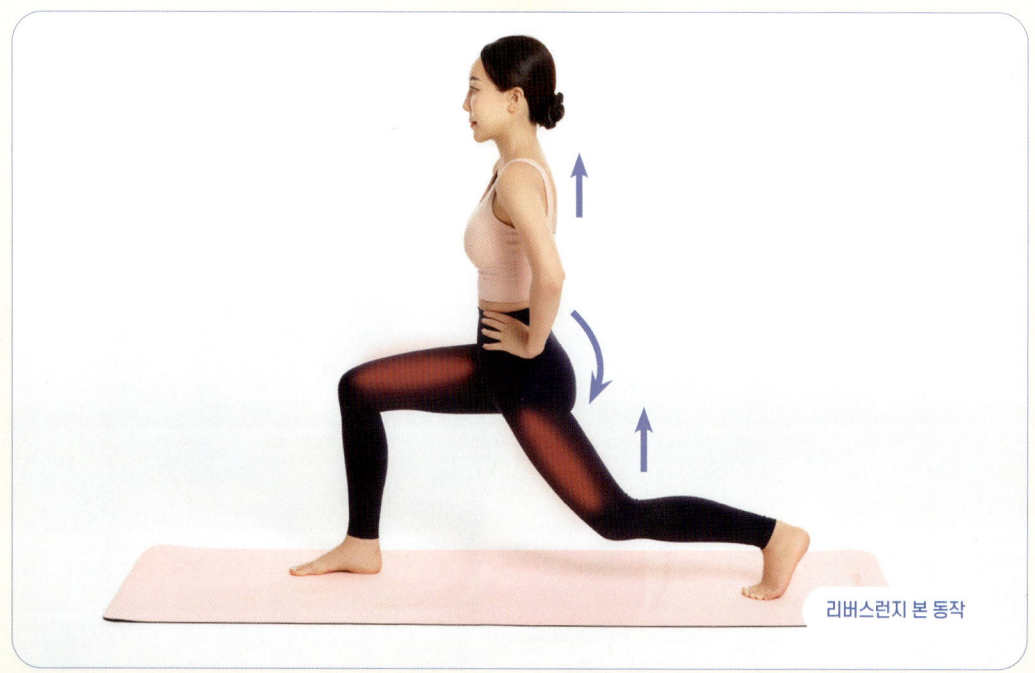

리버스런지 본 동작

1 오른쪽 발목 위에 무릎, 오른쪽 허벅지 길이만큼 충분히 뒤에 왼쪽 무릎을 접고 발목을 세워주세요. 양손은 골반 옆에 두고 골반을 오리 엉덩이 반대로 만들어 위로 5cm 띄어 올라와서 10초 유지해주세요. 반대 다리도 동일하게 진행해주세요.

이어서 응용 동작입니다.

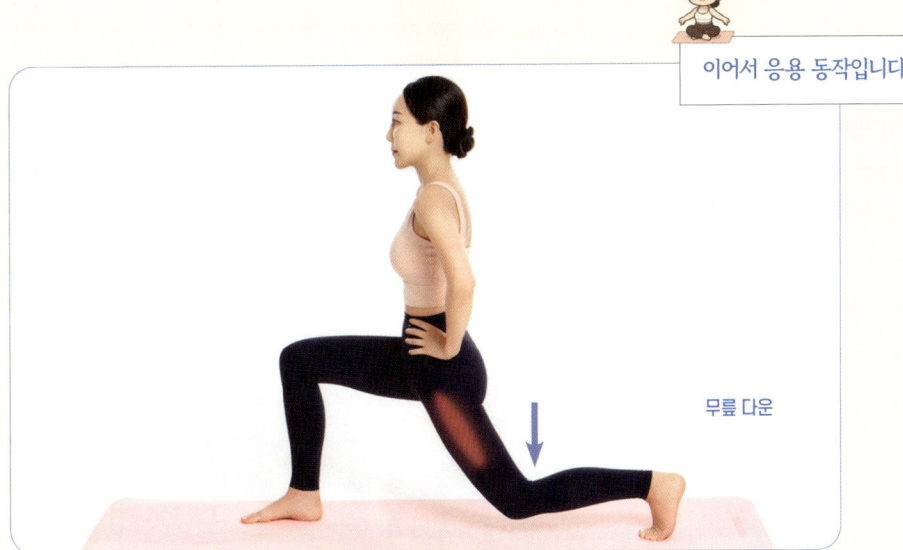

무릎 다운

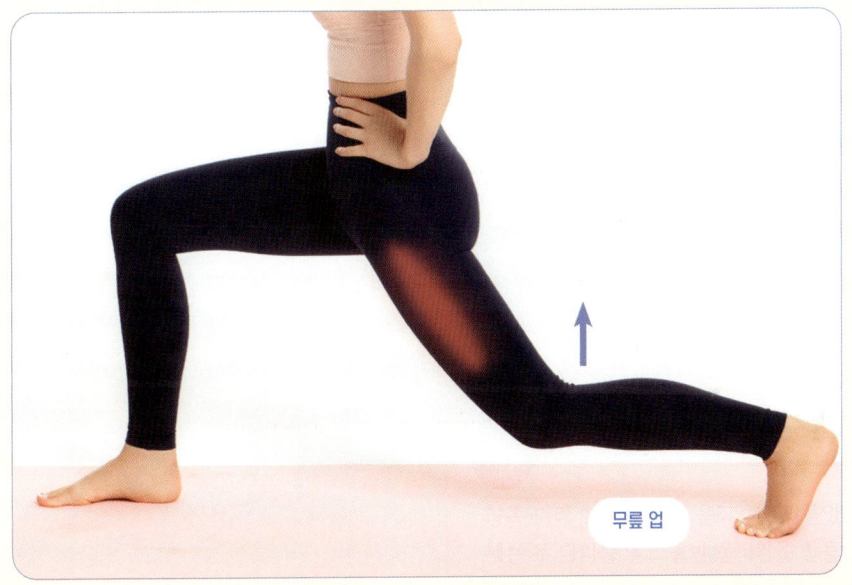

무릎 업

2 5cm 띄어 올라온 상태에서 숨을 마시고 바닥에 무릎이 닿지 않을 만큼 내려갔다가 내쉬는 숨에 끌어올라옵니다. 수직으로 올라오는 것을 집중하면서 10회 반복해주세요.

난이도	세트
☆☆☆★★	10초

예비 동작

싸이 스트레치

리버스 런지에 이어 고관절 앞면 펴내기 특화 동작 두 번째, 싸이 스트레치입니다. 동작 이름도 '싸이(Thigh) 스트레치(Stretch)'라니, 허벅지 앞면 펴내기가 잘될 것 같지 않나요?

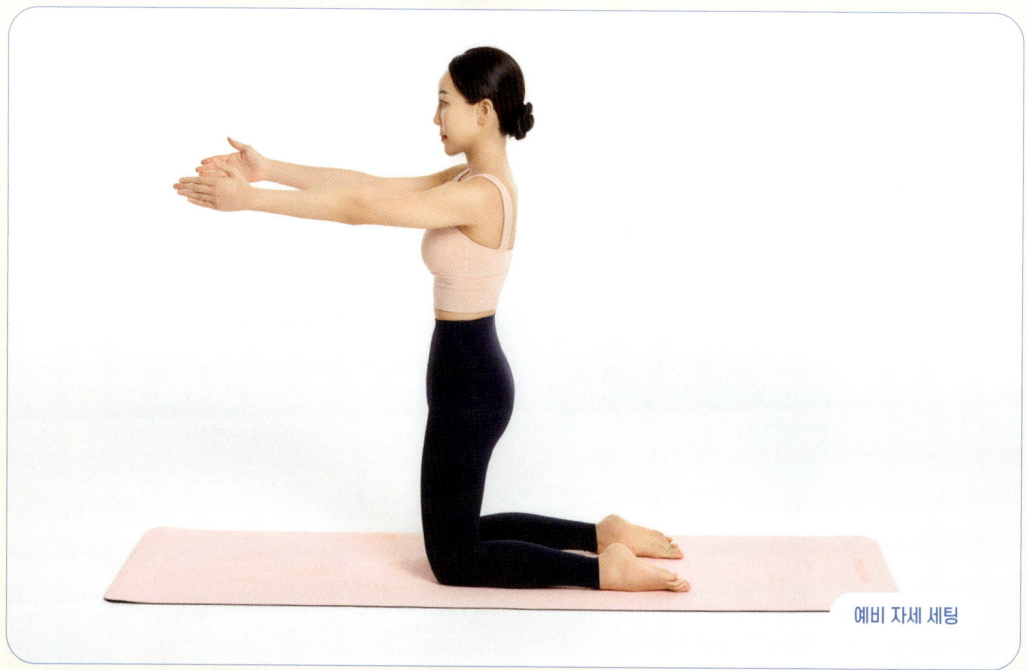

예비 자세 세팅

1 두 무릎을 대고 옆에서 봤을 때 몸이 ㄴ자 모양이 될 수 있도록 서주세요.

2 두 무릎 사이는 큰 주먹 하나, 발과 발 사이는 주먹 하나 반, 즉 골반 너비로 만들어주세요. 이때 고관절 앞면(바지 앞면)이 수직으로 정확히 펴질 수 있도록 골반을 오리 엉덩이 반대로 엉덩이 힘을 가볍게 주세요. ㄴ자 자세를 만들고 10초 유지합니다.

난이도	세트
☆☆★★★	10회

싸이 스트레치 | 본 동작

예비 자세로 ㄴ자 만들기를 연습했다면 이제 Z자 만들기를 함께해볼게요.

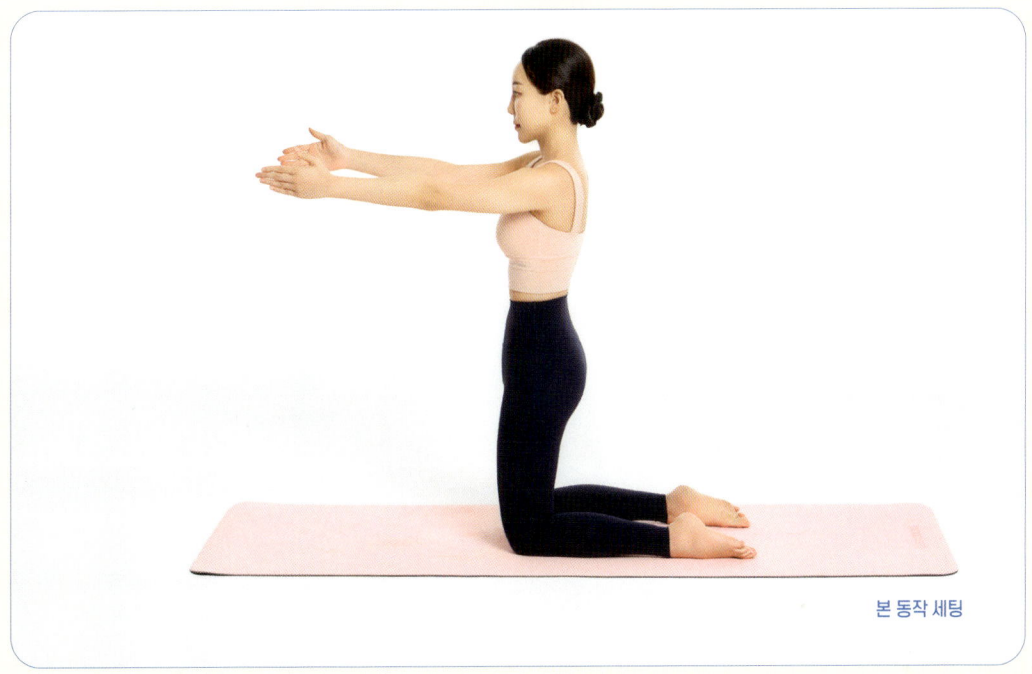

본 동작 세팅

1 ㄴ자 자세에서 내가 로봇이 되었다고 생각하면서 뒤로 일직선으로 천천히 기대어주세요. 이때 가슴을 내밀고 허리를 꺾는 것이 아닌, 무릎 뒤를 누른다 생각하면서 머리부터 무릎까지 일직선으로 맞추는 게 중요합니다.

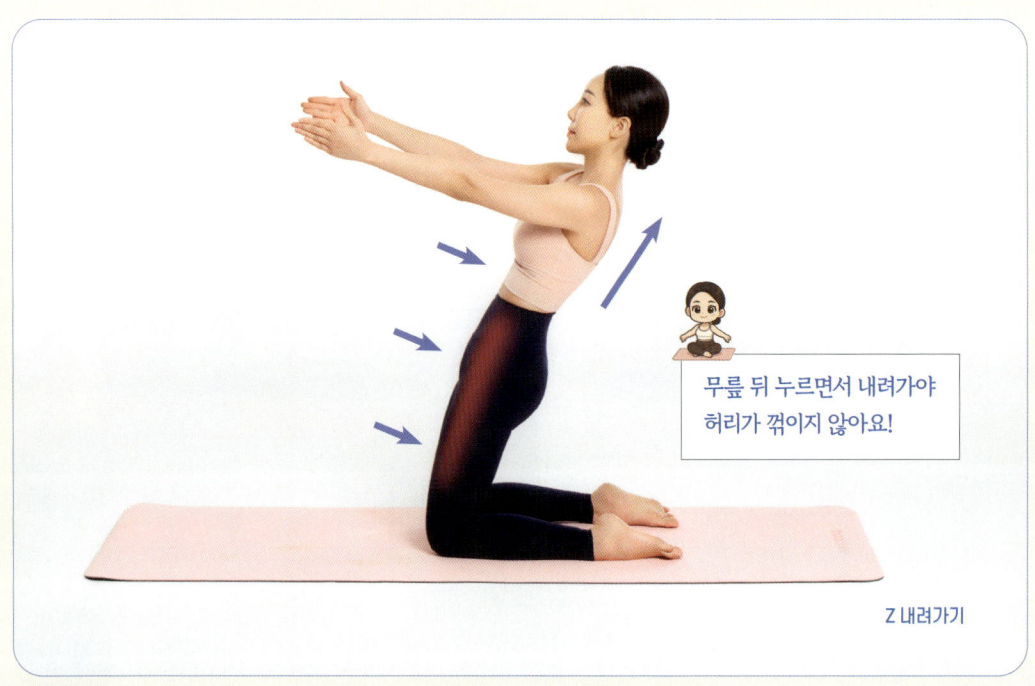

무릎 뒤 누르면서 내려가야
허리가 꺾이지 않아요!

Z 내려가기

2 뒤로 일직선으로 내려갈 때 무릎 뒤에 귤이 하나 있다 생각하고 그 귤을 먼저 누른다 생각하면서 내려가보세요. 무릎 뒤를 누르는 느낌을 주면서 내려가야 허리가 꺾이지 않습니다. 마시고 내쉬는 숨에 Z 모양으로 내려갔다가 다시 마시고 내쉬는 숨에 ㄴ자로 올라와주세요. 천천히 정확하게 10번 반복합니다.

난이도	세트
☆★★★	5회 5세트

싸이 스트레치 | 고관절 연습과 응용

지금부터는 고관절 연습과 응용에 대해 배워보겠습니다.

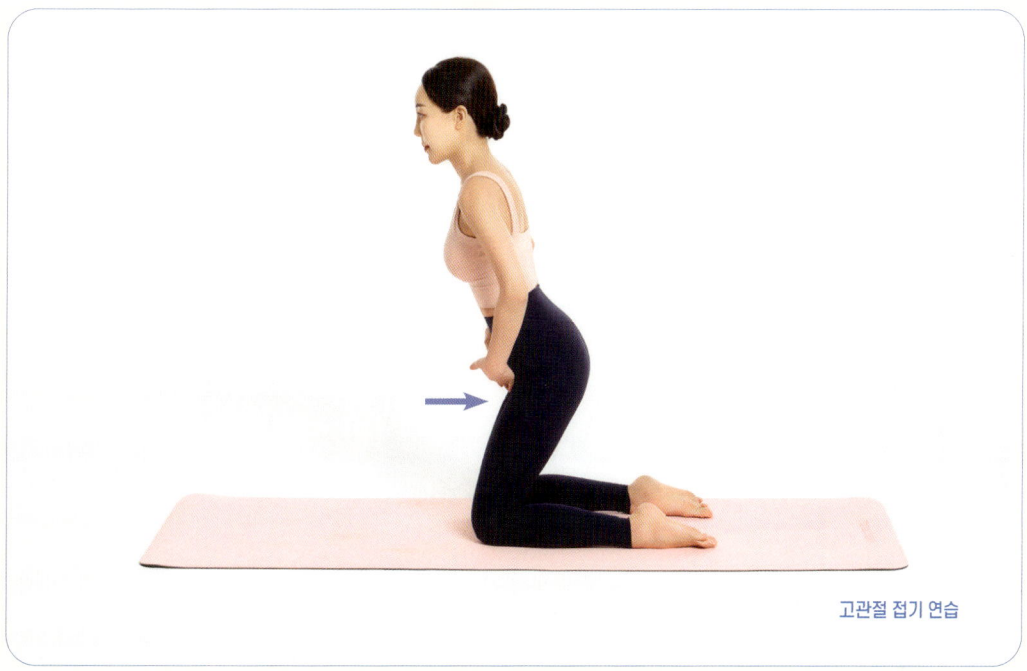

고관절 접기 연습

1 ㄴ자 자세에서 양손을 손날을 세워서 바지 앞면 속옷 라인에 대보세요. 그 상태로 손으로 속옷 라인을 가볍게 밀어 고관절을 접고 엉덩이를 살짝 뒤로 보내줍니다. 손날을 밀어서 고관절을 접으면 옆에서 봤을 때 머리부터 골반까지 일직선 상태가 됩니다. 이것이 힙 힌지(Hip Hinge) 자세입니다.

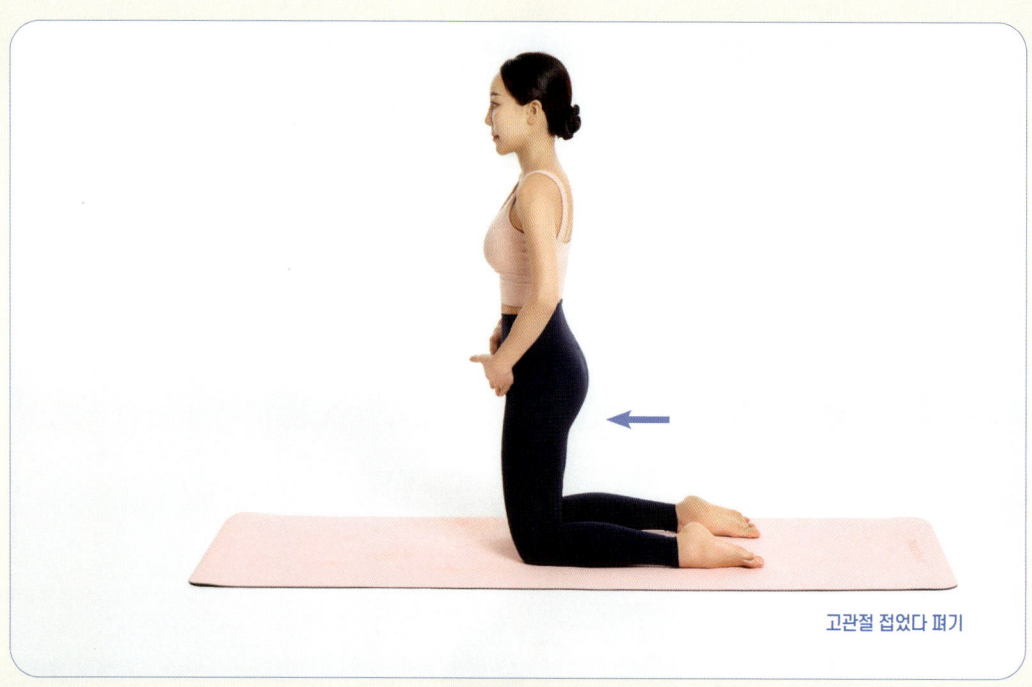

고관절 접었다 펴기

2 여기서 다시 엉덩이를 조이면서 골반을 가볍게 오리 엉덩이 반대 모양으로 만들어주면 접혔던 고관절 앞면이 펴지면서 다시 ㄴ자 자세를 만들 수 있어요. 이렇게 ㄴ자 자세에서 힙 힌지 동작을 10번 연습해주세요.

> 이 연습을 충분히 했다면
> 이제 싸이 스트레치에 적용해볼게요.

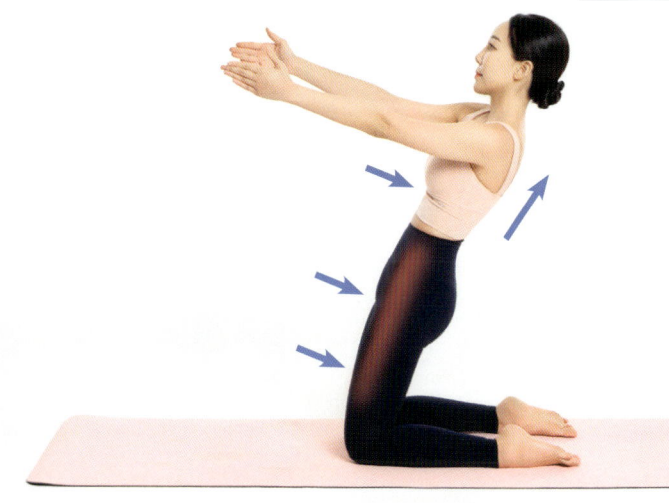

싸이 스트레치 본 동작

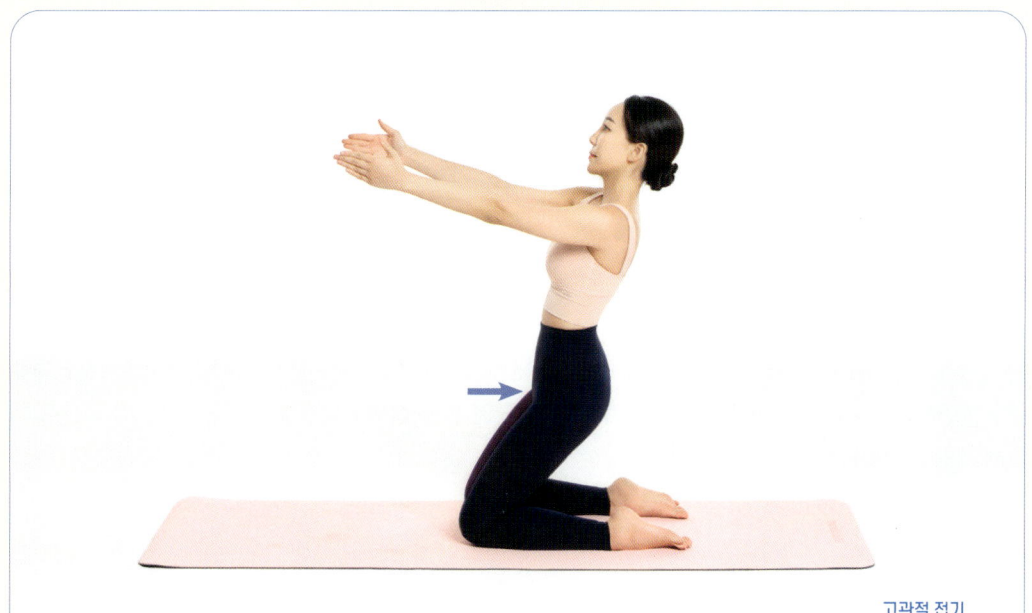

고관절 접기

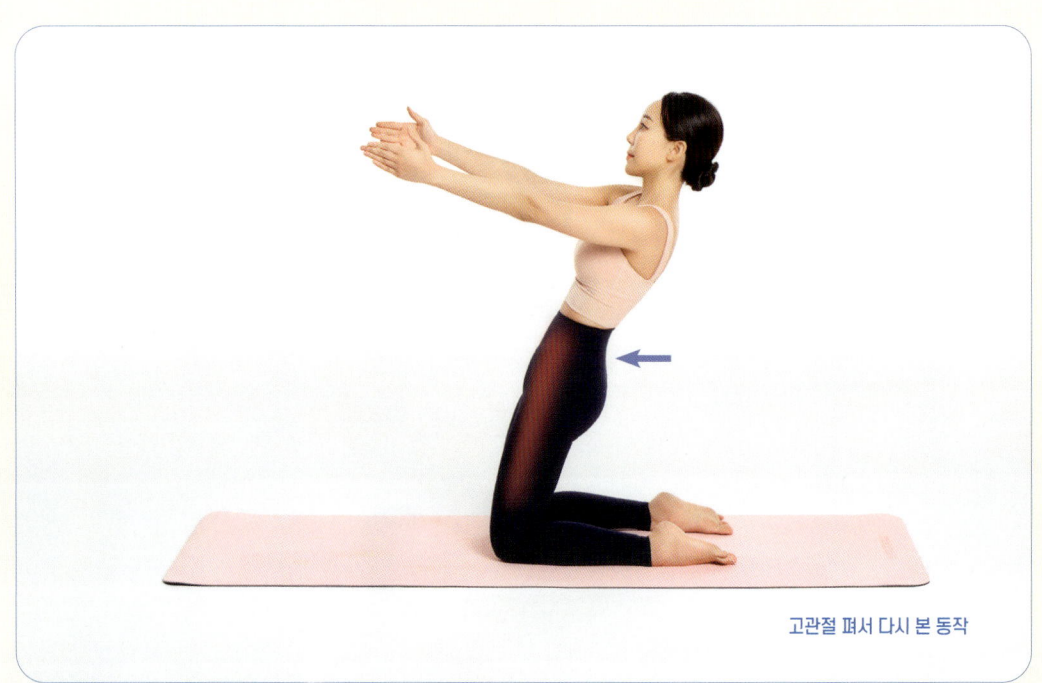

고관절 펴서 다시 본 동작

3 ㄴ자 자세를 만들고 무릎 뒤를 누른다 생각하면서 Z자 일자로 내려가주세요. 그 상태에서 똑같이 고관절을 접었다가 다시 엉덩이 힘을 잡고 Z자 만들기, 5번 반복 후 ㄴ자로 올라옵니다.

> **Tip**
> Z에서 힙 힌지 만드는 5번 동안은 계속 Z모양 유지해주세요. 5회 끝나고 ㄴ자로 올라와야 해요.

난이도
☆☆★★★

세트
10회

| 스쿼트 4종 세트 | 기본 스쿼트 |

이번에는 스쿼트 4종을 함께 배워보려고 합니다. 기본적으로 알려진 기본 스쿼트와 다리 라인과 힙에 집중할 수 있도록 제가 만든 두 종류의 스쿼트 그리고 스쿼트 클램을 배워볼 거예요. 스쿼트를 무지성으로 개수만 반복하는 것은 의미가 없지만 스쿼트라는 동작은 바르게 앉았다가 바르게 일어나는 역학이기 때문에 기본자세를 알고 있어야 합니다.

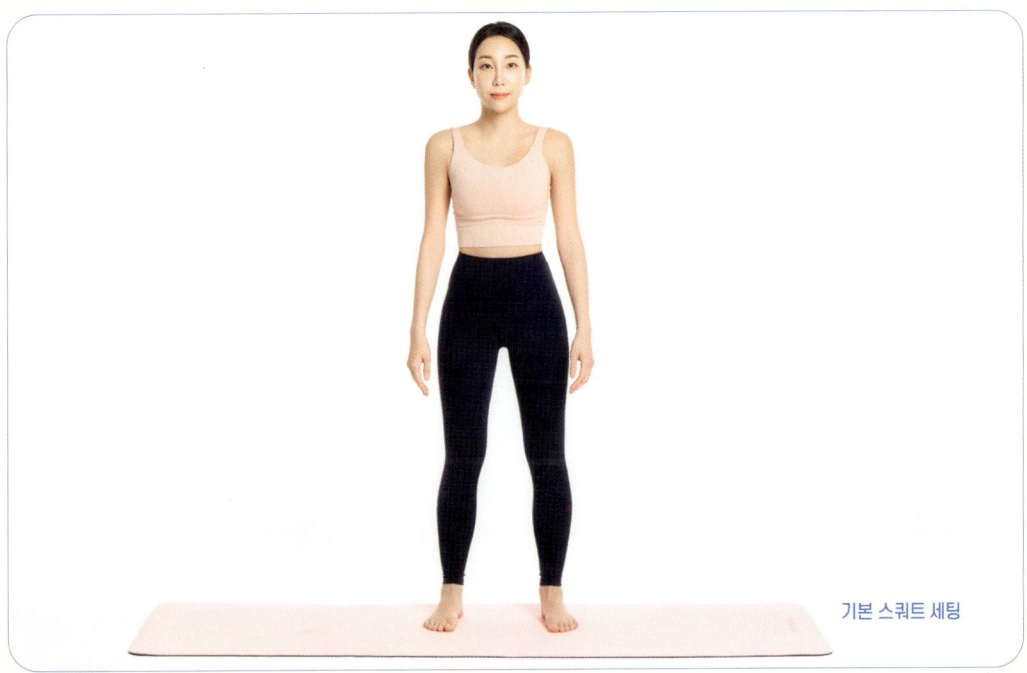

기본 스쿼트 세팅

1 두 발은 어깨너비로 열고 두 발을 살짝 바깥쪽을 보게 열어줍니다. 이때 두 발의 각도를 동일하게 맞추고 무릎은 두 번째 발가락과 라인을 맞춰주세요.

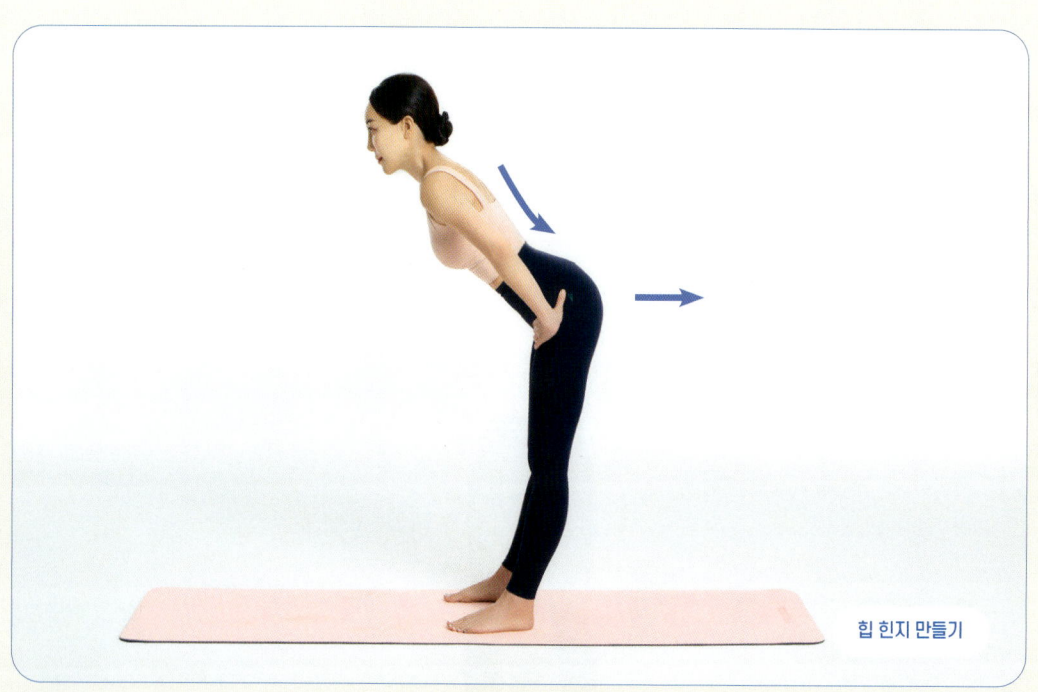

힙 힌지 만들기

2 양손의 두 번째, 세 번째 손가락을 고관절 앞면의 속옷 라인에 대고 가볍게 뒤로 밀어내주세요. 고관절이 접히면서 엉덩이 무게중심이 뒤로 보내질 거예요. 처음에는 무릎을 접지 않고 손가락으로 고관절을 접어 무게중심을 뒤로 보내면서 발바닥이 들리기 전까지 힙 힌지를 만들어줍니다. 옆에서 봤을 때 머리부터 골반까지 일직선이 만들어집니다.

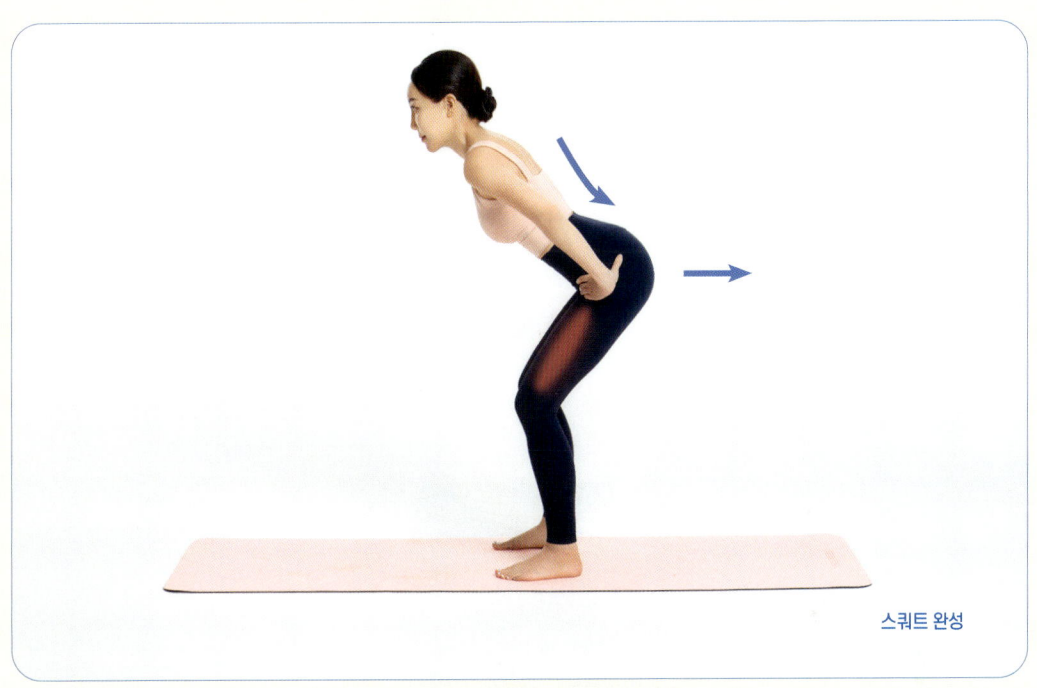

스쿼트 완성

3 그다음 무릎을 가볍게 접으면서 무게중심을 뒤쪽으로 보내듯 앉아보세요. 다시 올라올 때는 발바닥으로 바닥을 눌러내어 올라와서 마지막에 골반을 오리 엉덩이 반대로 만들고 엉덩이 힘을 잡아서 골반 중립을 만들어 마무리합니다. 이렇게 10번 천천히 반복해주세요.

난이도	세트
☆☆★★★	10회 2세트

스쿼트 4종 세트 | 랩핑 스쿼트

랩핑 스쿼트는 기본 스쿼트에 랩핑(wrapping) 원리를 적용하여 고관절 외회전과 엉덩이 근육 힘에 집중할 수 있는 응용 스쿼트 동작입니다.

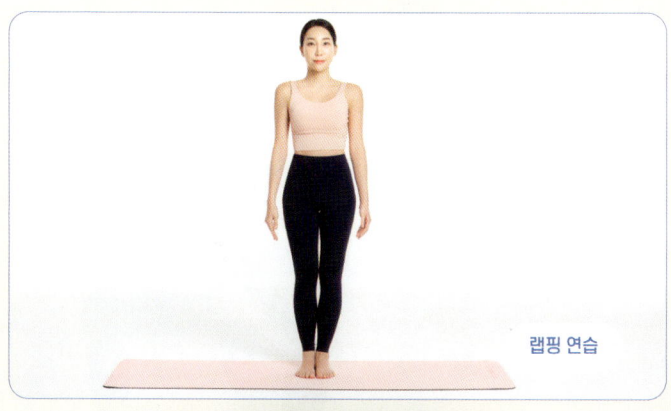

랩핑 연습

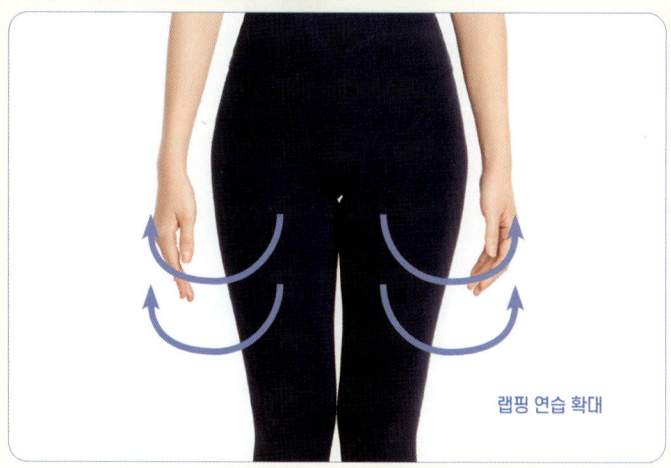

랩핑 연습 확대

1 랩핑 스쿼트를 하기 전에 랩핑을 먼저 연습해주세요. 두 발과 두 다리를 붙이고 서서 엉덩이의 힘을 주어 허벅지 결을 바깥쪽으로 외회전하는 느낌을 느껴보세요. 무릎과 허벅지가 살짝 바깥쪽 결로 돌아가면서 고관절 앞면이 펴지는 느낌이 들 거예요.

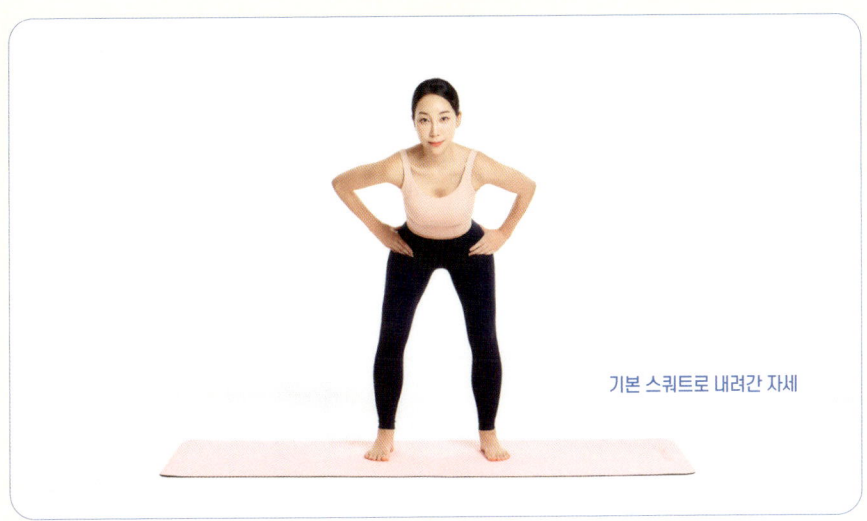

기본 스쿼트로 내려간 자세

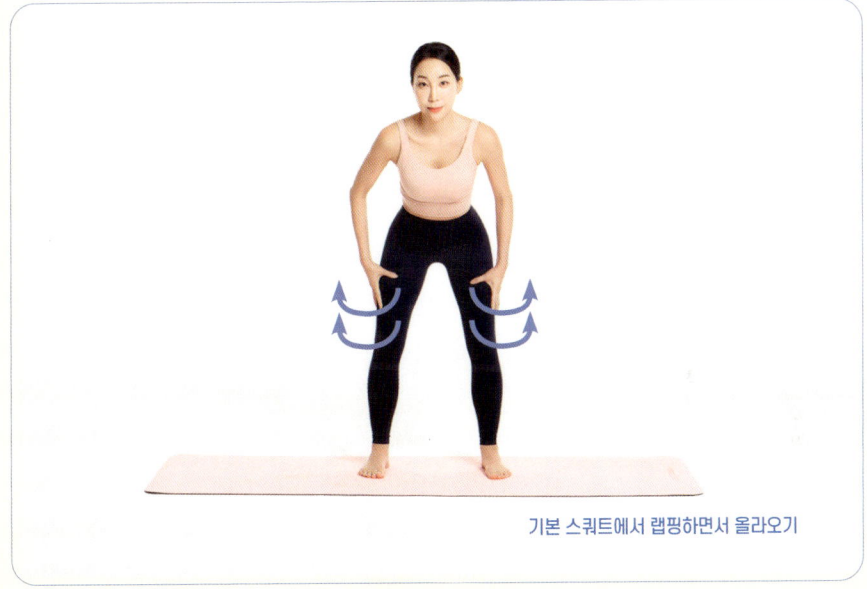

기본 스쿼트에서 랩핑하면서 올라오기

2 이제 랩핑 원리를 스쿼트 자세에 적용합니다. 기본 스쿼트에서 올라올 때 허벅지 결을 살짝 바깥쪽으로 돌려내듯 랩핑하면서 올라와서 마지막에 엉덩이 힘을 잡아주세요. 허벅지 결을 돌려내어 외회전하는 느낌, 엉덩이 힘을 주어 고관절 앞면을 펴는 느낌을 느끼면서 천천히 20번 반복해주세요.

| | 난이도
☆★★★ | 세트
10회 2세트 |

스쿼트 4종 세트 | 윗엉덩이 스쿼트

윗엉덩이 스쿼트는 위쪽 엉덩이의 힘을 기르고 채워낼 수 있는 스쿼트 동작입니다. 윗엉덩이 스쿼트는 스쿼트 자세에서 골반 움직임이 먼저 편하게 되어야 스쿼트 동작까지 수월하게 이어갈 수 있어서 골반 움직임을 먼저 연습해보려고 합니다.

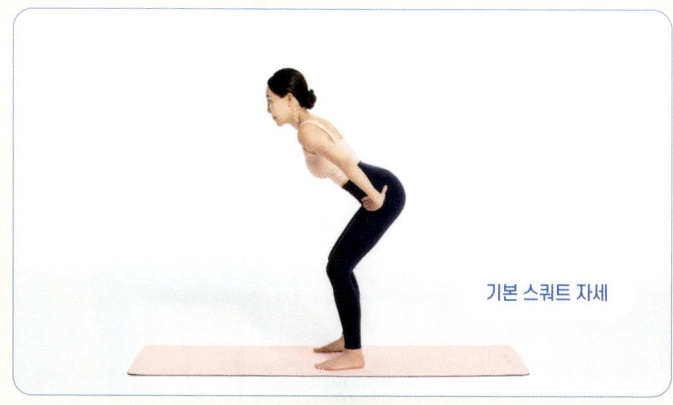

기본 스쿼트 자세

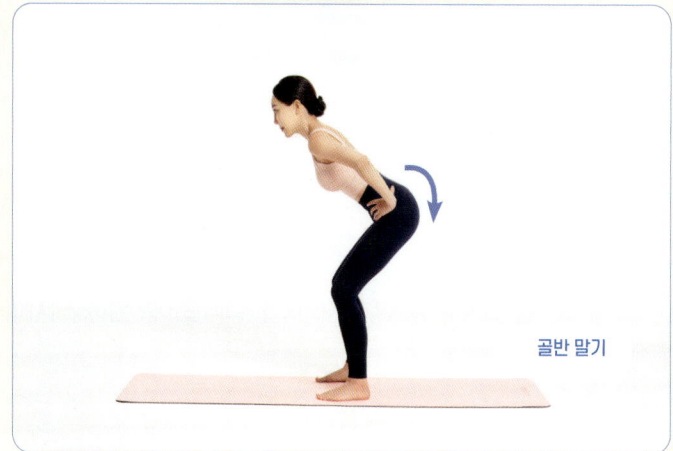

골반 말기

1 먼저 기본 스쿼트 자세로 내려가서 골반을 말아보세요. 복부와 엉덩이에 힘이 들어올 거예요.

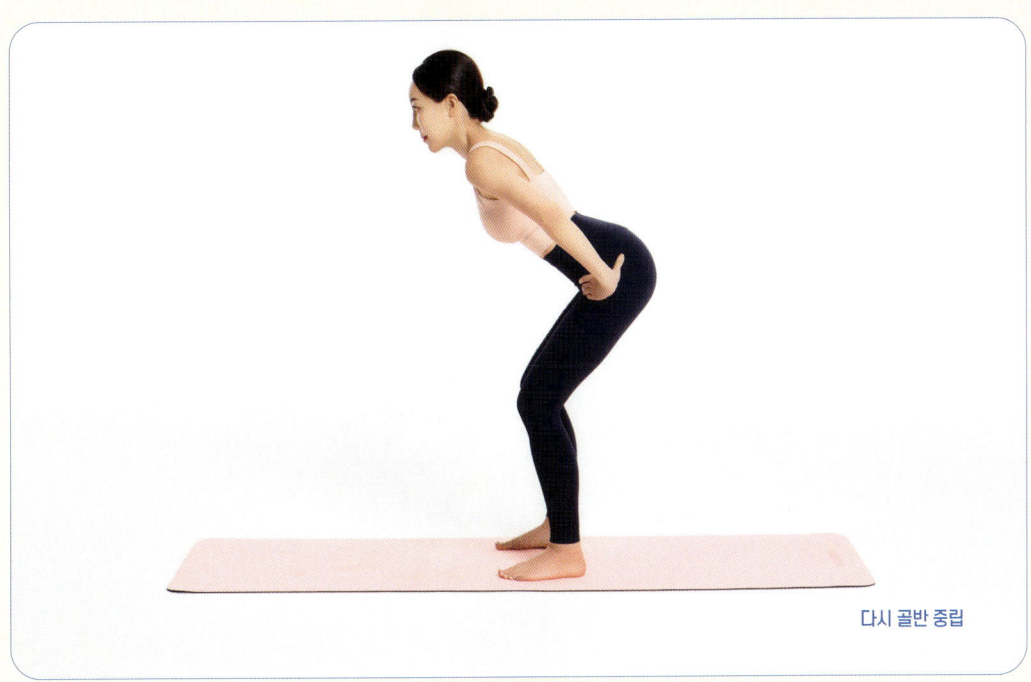

다시 골반 중립

2 그리고 다시 골반을 살짝 오리 엉덩이 자세로 만들어 골반 중립, 골반 중립일 때는 머리부터 골반까지 몸이 일직선이 됩니다. 이렇게 골반을 오리 엉덩이 반대로 말았다가 다시 오리 엉덩이 중립으로 만드는 움직임을 부드럽게 10회 반복 후 발바닥으로 바닥을 눌러 일어서주세요.

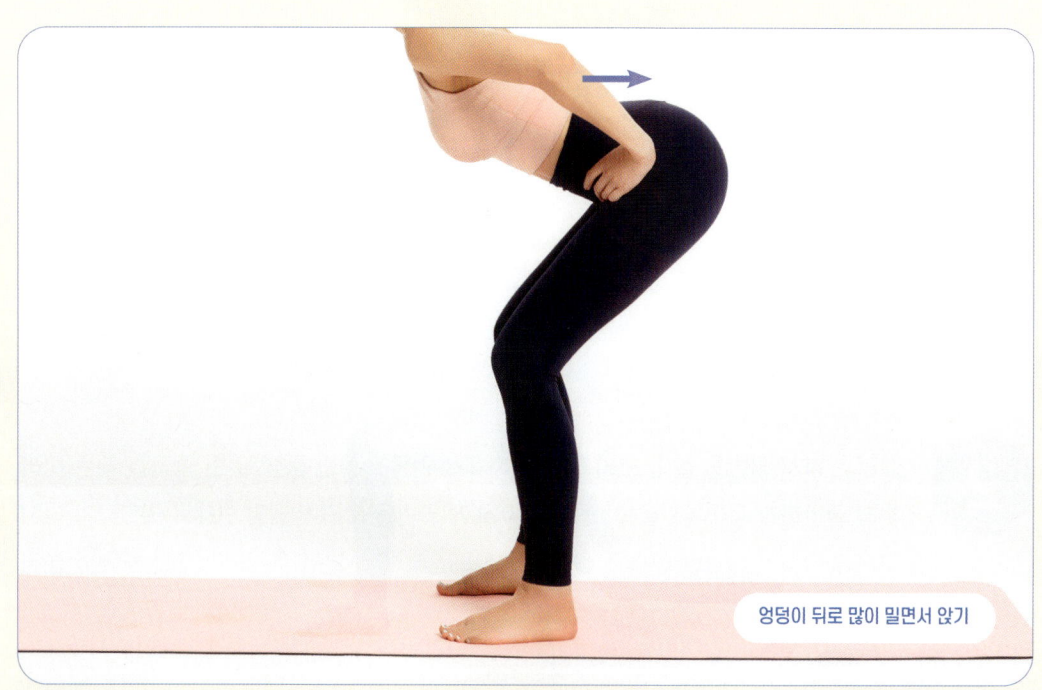

엉덩이 뒤로 많이 밀면서 앉기

3 기본 스쿼트 자세에서 골반 움직임 연습을 충분히 했다면 이제 본격적으로 윗엉덩이 스쿼트를 진행할 예정입니다. 기본 스쿼트 자세로 내려가되 무게중심을 좀 더 뒤로 보내면서 엉덩이 뒤쪽이 늘어나는 느낌을 느껴보면서 내려가세요.

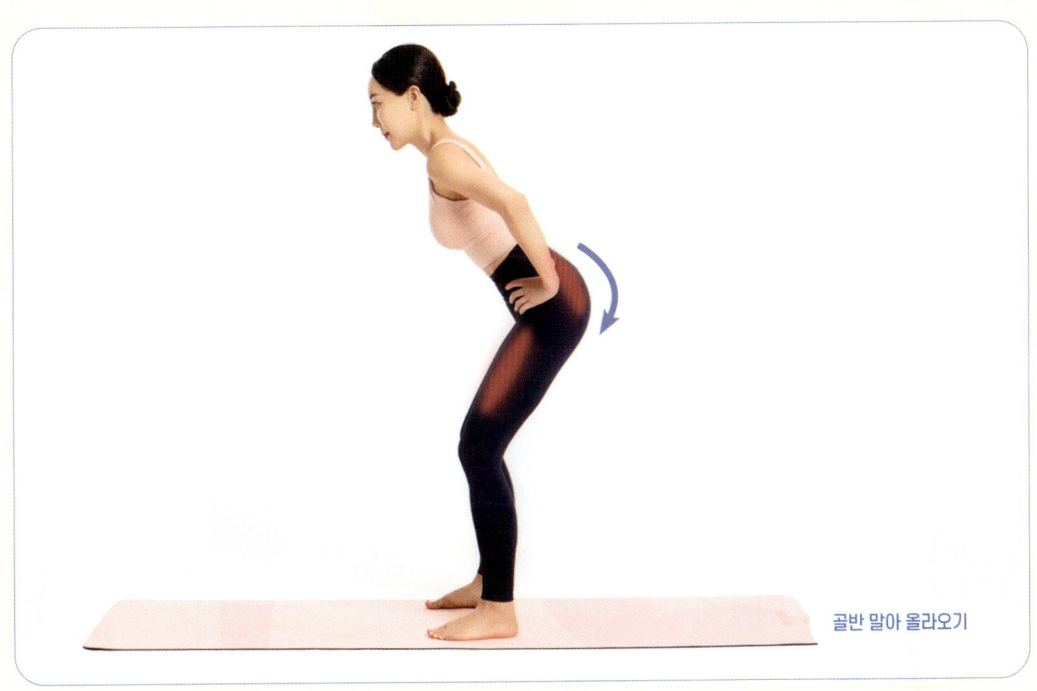

골반 말아 올라오기

4 그다음 올라오는 동작이 중요합니다. 스쿼트 자세에서 골반을 오리 엉덩이 반대로 말아주세요. 그럼 위쪽 엉덩이와 복부에 힘이 들어오는 느낌이 있을 거예요. 위쪽 엉덩이에 가볍게 힘이 들어오는 것을 느끼면서 말아 올라와서 마지막에 고관절 앞면을 완전히 펴기 전까지만 올라왔다가 다시 골반을 뒤로 보내어 앉습니다.

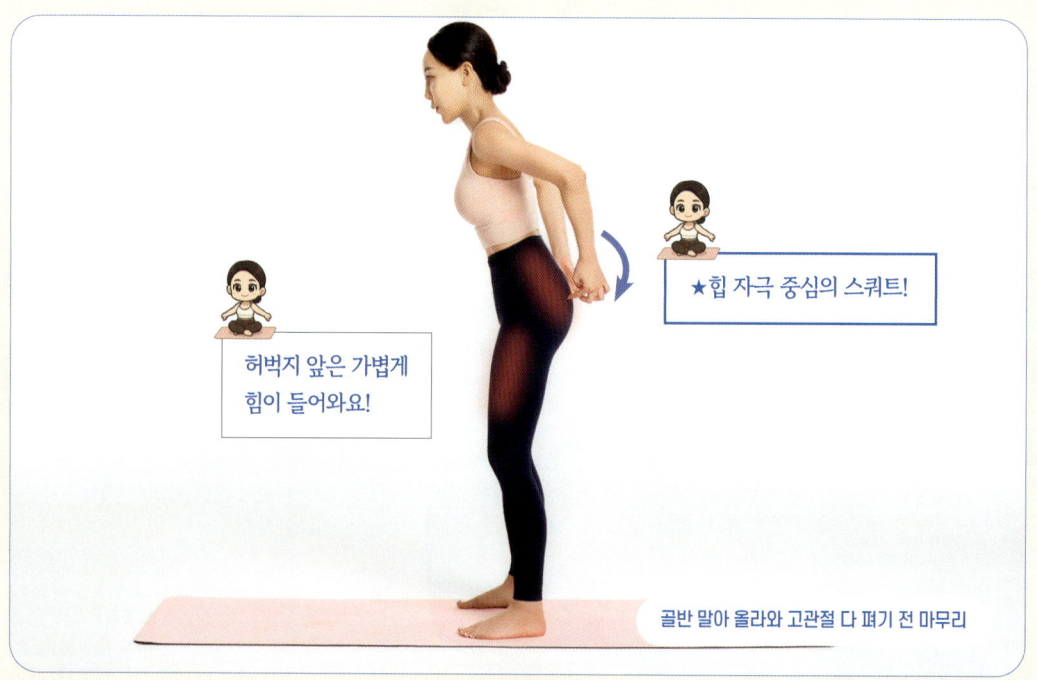

★힙 자극 중심의 스쿼트!

허벅지 앞은 가볍게 힘이 들어와요!

골반 말아 올라와 고관절 다 펴기 전 마무리

5 윗엉덩이 스쿼트는 앉을 때는 엉덩이 뒤쪽이 늘어나는 느낌을, 올라올 때는 엉덩이 위쪽에 힘이 가볍게 들어가는 느낌을 느끼면서 천천히 20번 반복해주세요. 윗엉덩이 스쿼트는 동작을 할 때 '엄청나게 힘들다'라는 느낌보다는 다음날 '나 뭘 했는데 엉덩이가 뻐근하지?' 하는 느낌이 들고 위쪽 엉덩이가 채워지는 느낌이 들 거예요.

난이도	세트
☆☆★★★	매트 왕복 30회 또는 1분

스쿼트 클램

스쿼트 4종 세트

스쿼트 자세에서 중둔근 강화 운동을 같이 해볼게요. 힙 밴드를 준비해주세요.

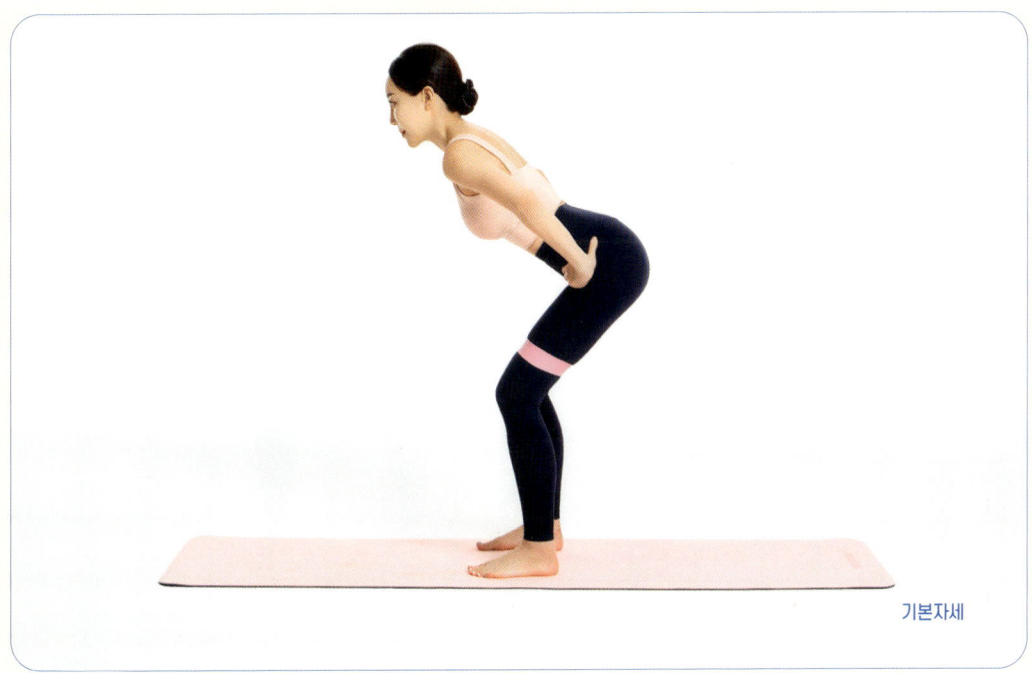

기본자세

1 힙 밴드를 무릎 바로 위쪽 허벅지에 걸어주고 기본 스쿼트 자세를 만들어주세요.

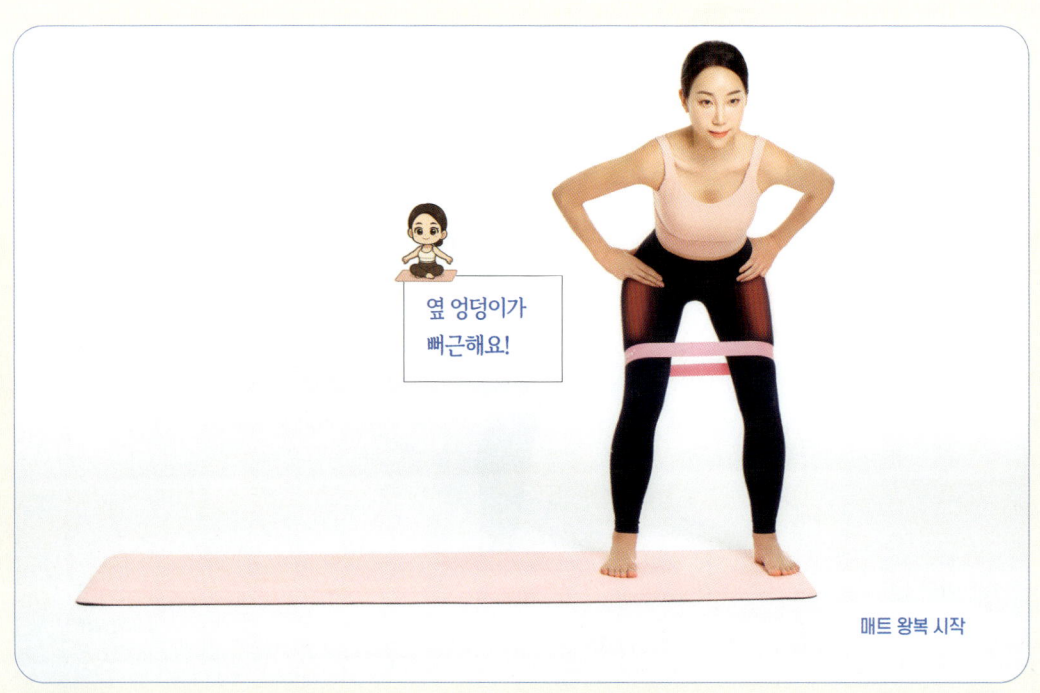

옆 엉덩이가 뻐근해요!

매트 왕복 시작

2 스쿼트 자세를 유지하면서 게걸음 걷듯이 옆으로 걸어가면 옆쪽 엉덩이에서 뻐근한 느낌이 올 거예요. 공간이 있다면 길게 걷는 것도 좋고 공간이 충분하지 않다면 매트 양쪽을 번갈아 왕복하는 것도 좋습니다. 매트를 30번 왕복하거나 1분 동안 왕복해보세요.

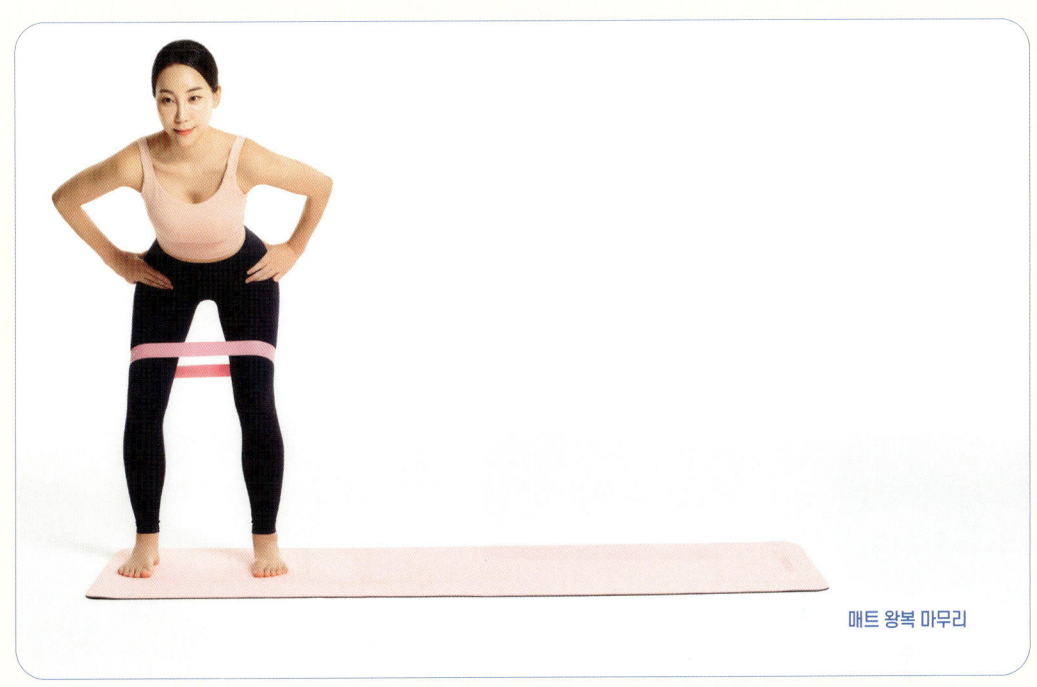

매트 왕복 마무리

3 동작을 진행하면서 고관절 앞면에 손가락이 들어가는 느낌이 계속 있는지 체크해보고(힙 힌지 유지) 또 옆으로 걸을 때 무릎이 안쪽으로 들어가지 않는지 체크하면서 동작을 진행합니다.

이것만 하면 된다
키 5cm 커 보이는 시퀀스

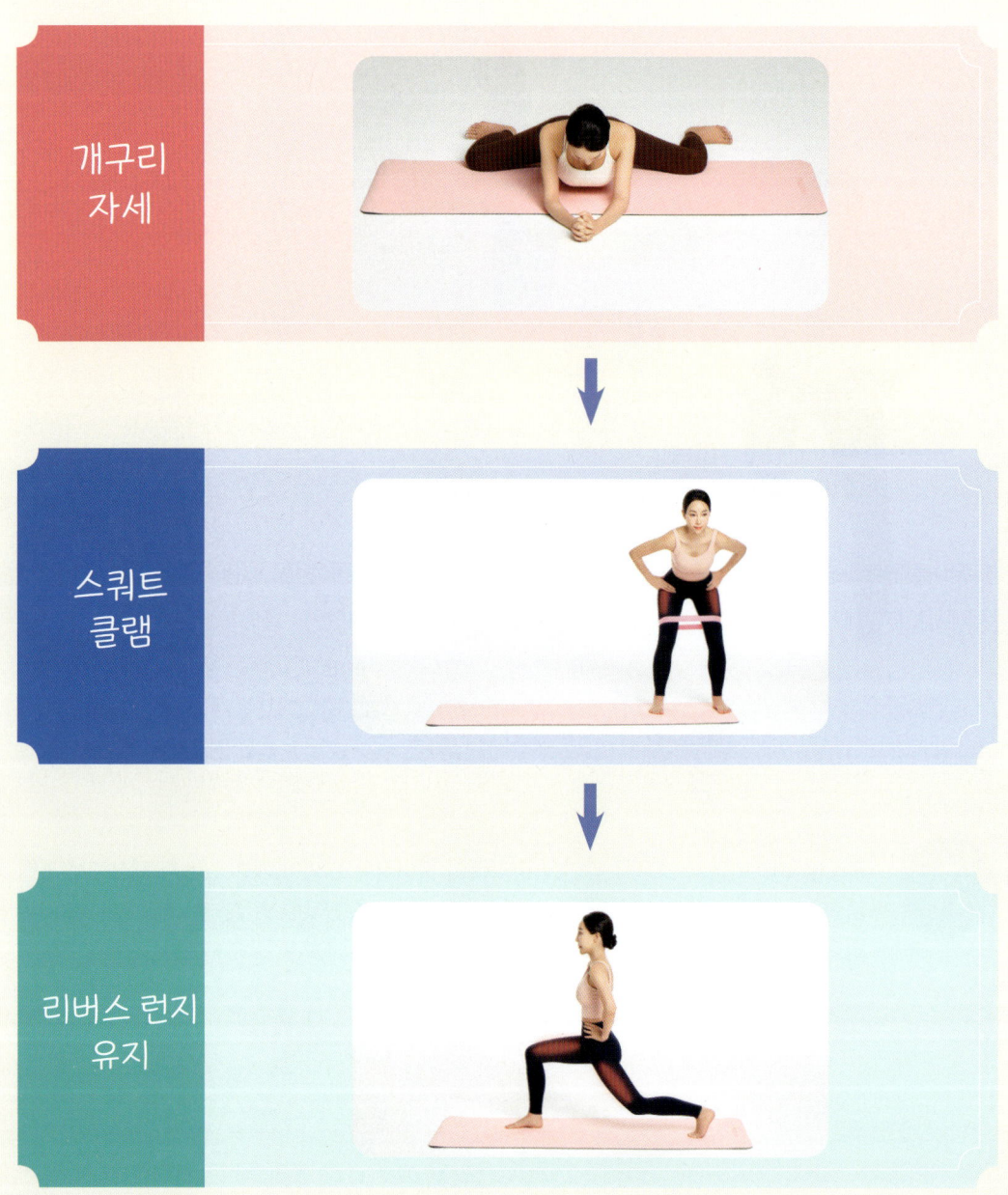

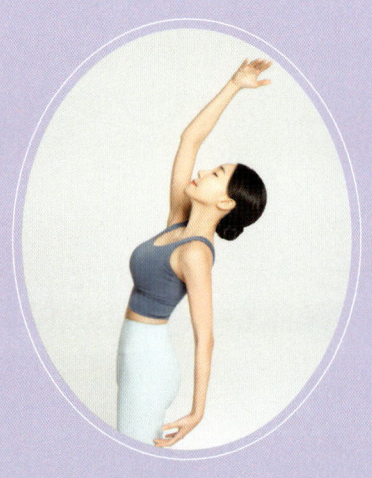

CLASS 5

키 5cm 커 보이는
윤주코치 전신 운동

이제 거의 다 왔습니다. 하이힐을 신지 않아도, 운동화만 신어도 키 5cm가 커 보이는 그런 몸을 만들기 위해 함께 달려왔어요. 마지막으로는 특화 전신 운동으로 '탄탄함'까지 더욱 만들어드릴게요.

난이도	세트
☆☆☆★★	10초 3회

플랭크 | 예비 자세

전신 코어와 상체 힘까지 기를 수 있는 플랭크 자세를 제대로 하기 위해서는 예비 자세가 중요합니다.

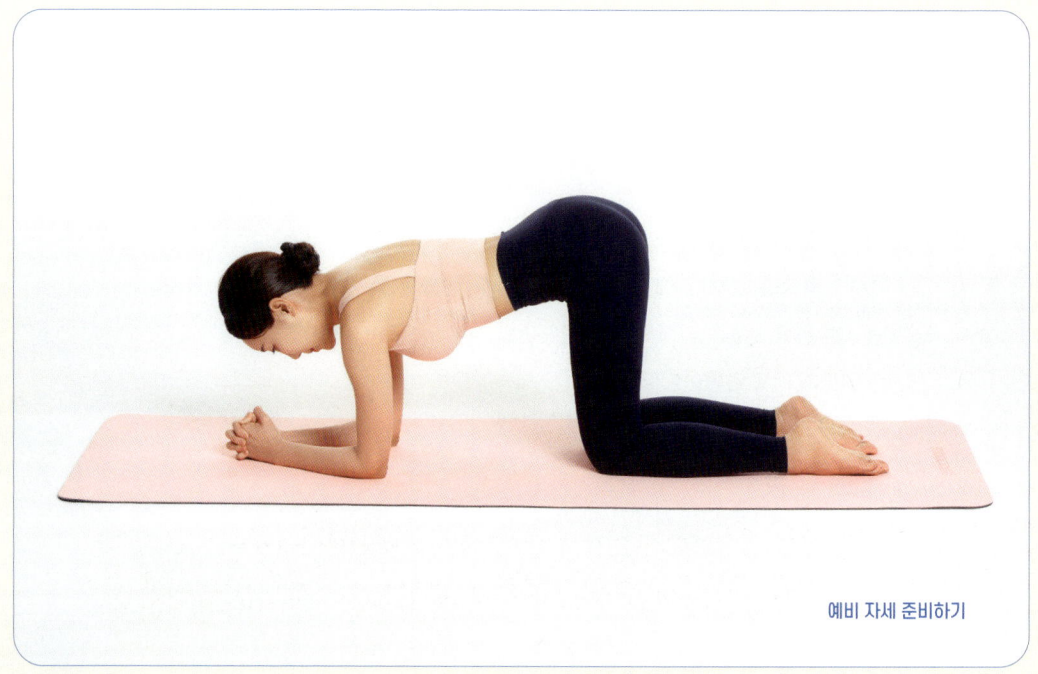

예비 자세 준비하기

1 먼저 팔꿈치 위에 어깨, 무릎 위에 골반을 세팅해서 테이블 자세를 만듭니다. 양손은 깍지를 끼고 깍지 낀 팔의 삼각형 크기는 넓은 것보다 좁은 것이 좋습니다.

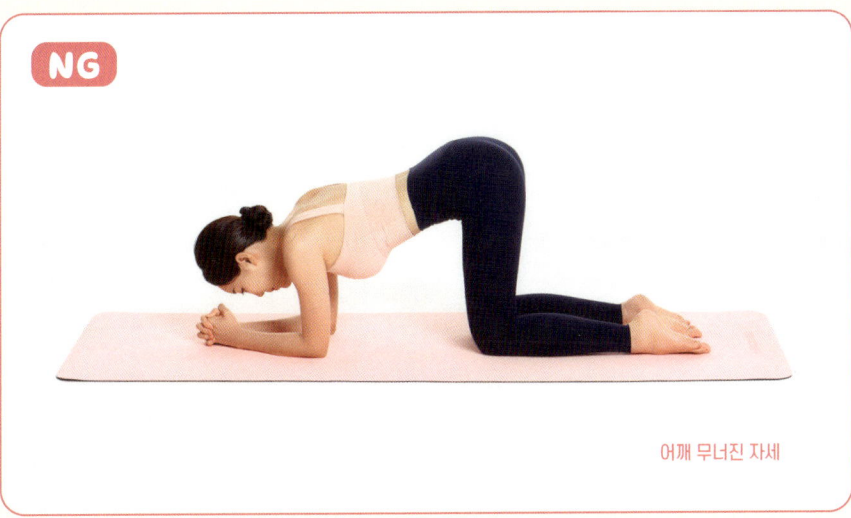

어깨 무너진 자세

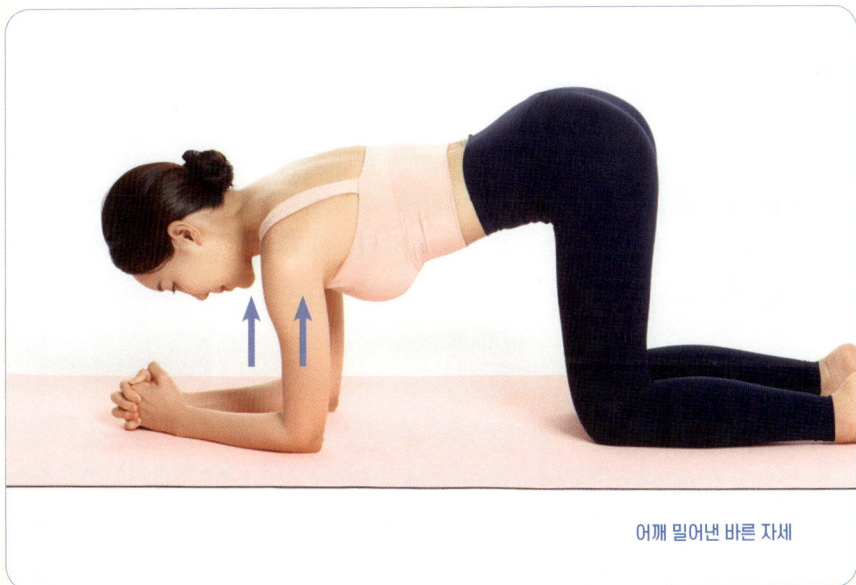

어깨 밀어낸 바른 자세

2 깍지 낀 팔로 바닥을 밀어내어 바닥과 가슴이 멀어지는 것을 느껴봅니다. 이때 과도하게 등을 마는(flexion) 것이 아니라 가슴과 바닥이 가깝게 어깨가 무너졌다가 무너진 어깨만 가볍게 밀어내는 힘이 끝입니다. 이렇게 밀어내는 힘을 쓰면 날개뼈는 등(흉추)에 안정성 있게 안착됩니다.

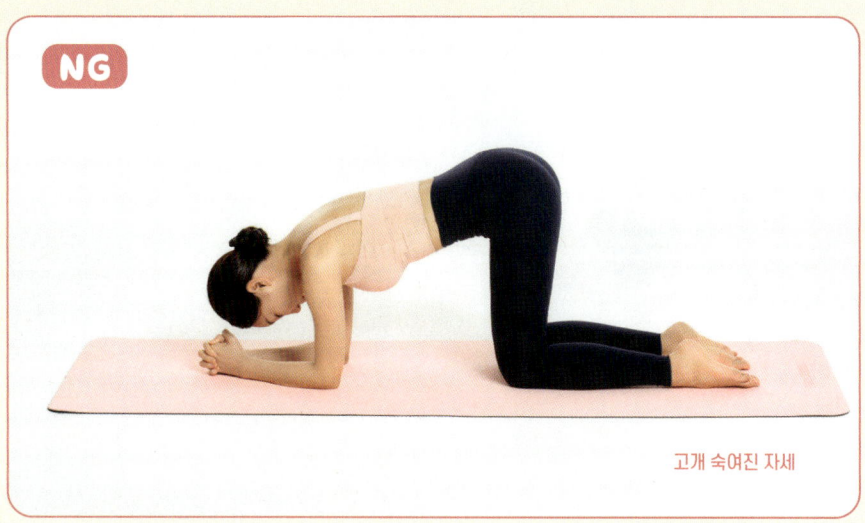

고개 숙여진 자세

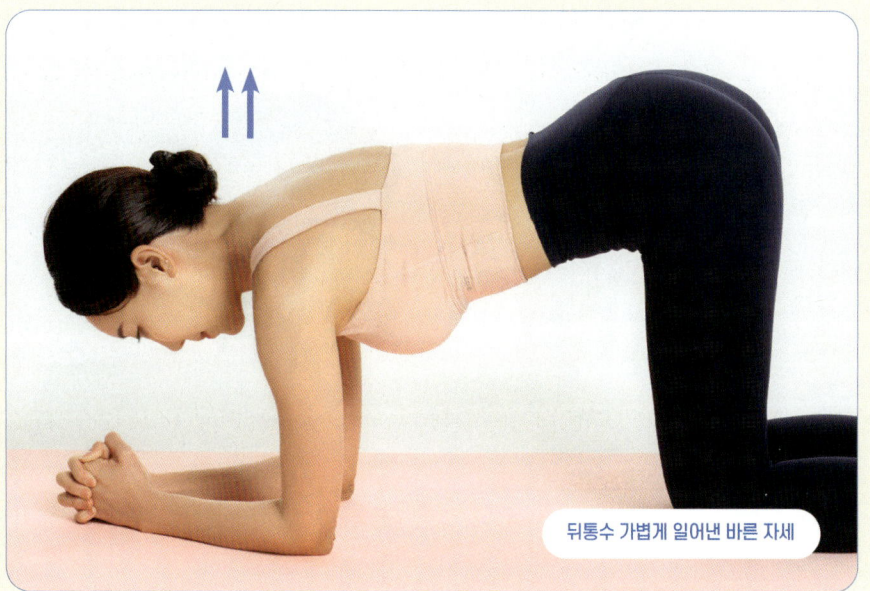

뒤통수 가볍게 일어낸 바른 자세

3 턱을 가볍게 당겨서 시선은 깍지 낀 손목을 보세요. 시선은 그대로 두고 뒤통수와 뒷목을 천장쪽으로 가볍게 밀어내보세요. 턱을 들고 목을 꺾어서 올리거나 고개를 푹 숙이는 것이 아닙니다.

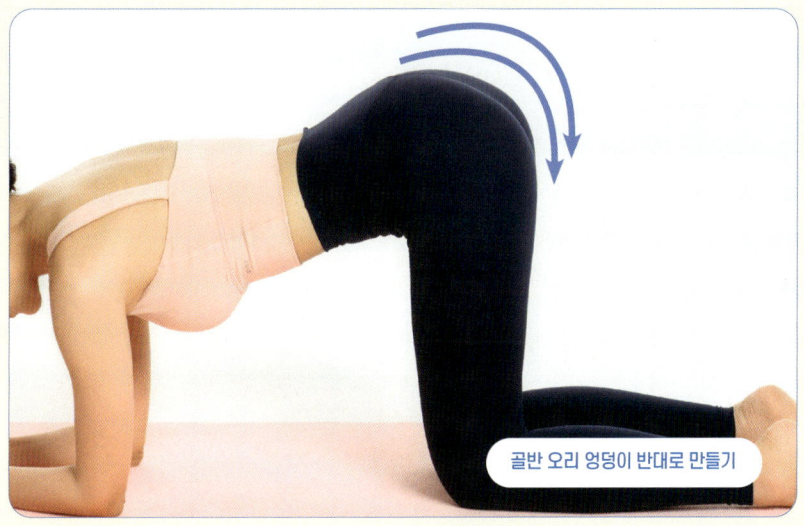

골반 오리 엉덩이 반대로 만들기

4 골반을 오리 엉덩이의 반대 방향으로 만들어 복부와 엉덩이 힘이 반사적으로 들어가는 것을 느껴보세요. 억지로 그냥 배 힘을 주는 것이 아니라 배 힘을 줄 수 있는 환경을 세팅 해주어야 합니다. 골반을 오리 엉덩이 반대로 만들면 끝입니다.

정말정말 중요한 TIP

플랭크를 처음 배우거나 지금까지 배웠어도 정확히 잘 모르겠다 하면 우선 예비 자세에서 앞 포인트를 꾸준히 연습해주세요. 앞 포인트의 힘을 유지하면서 10초, 30초, 1분 이렇게 시간을 늘려보세요. 한 번 해놓고 끝이 아니라 그 자세의 힘을 유지해야 합니다.

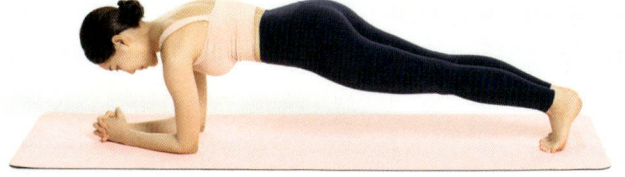

| 플랭크 | 기본자세 |

난이도 ☆☆★★★
세트 10초~1분

예비 자세에서 앞 포인트의 힘을 유지하는 것이 잘 된다면 그다음 기본 플랭크를 만드는 것은 쉽습니다. 조금 지루하더라도 항상 정확한 자세를 세팅하고 연습하면 그다음이 수월해요.

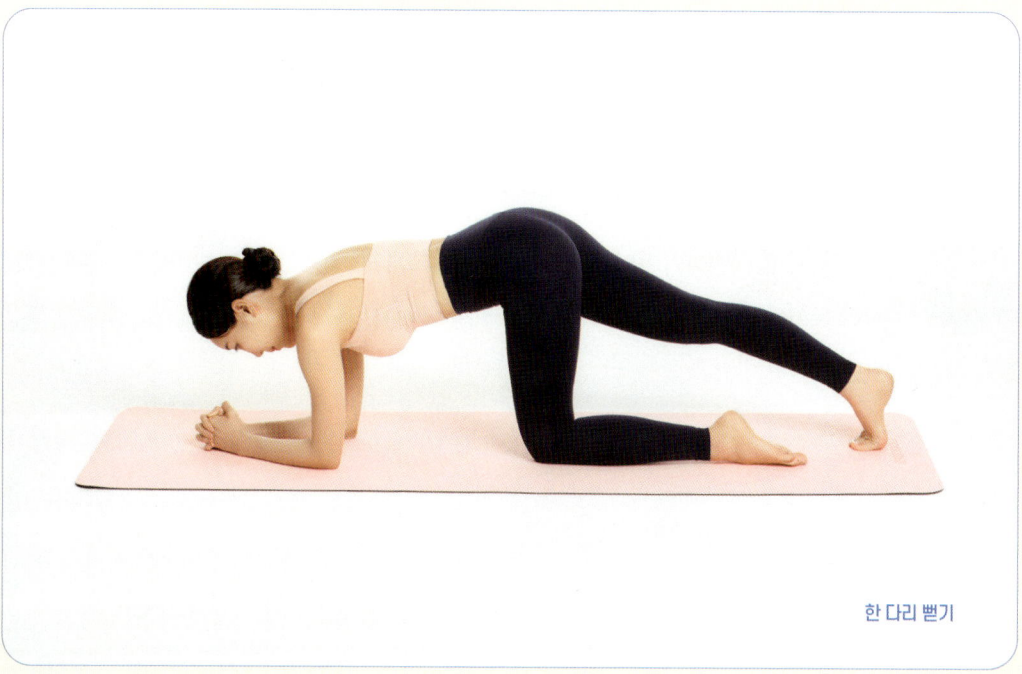

한 다리 뻗기

1 예비 자세에서 한쪽 다리만 뻗고 발목을 세워서 지지합니다. 이렇게 한쪽 다리를 뻗을 때도 앞서 배운 포인트를 지켜서 힘을 유지해야 해요. 팔로 바닥 밀기, 턱 당기고 뒤통수 가볍게 밀기, 오리 엉덩이 반대 만들기. 이 3가지 포인트를 지켜보세요.

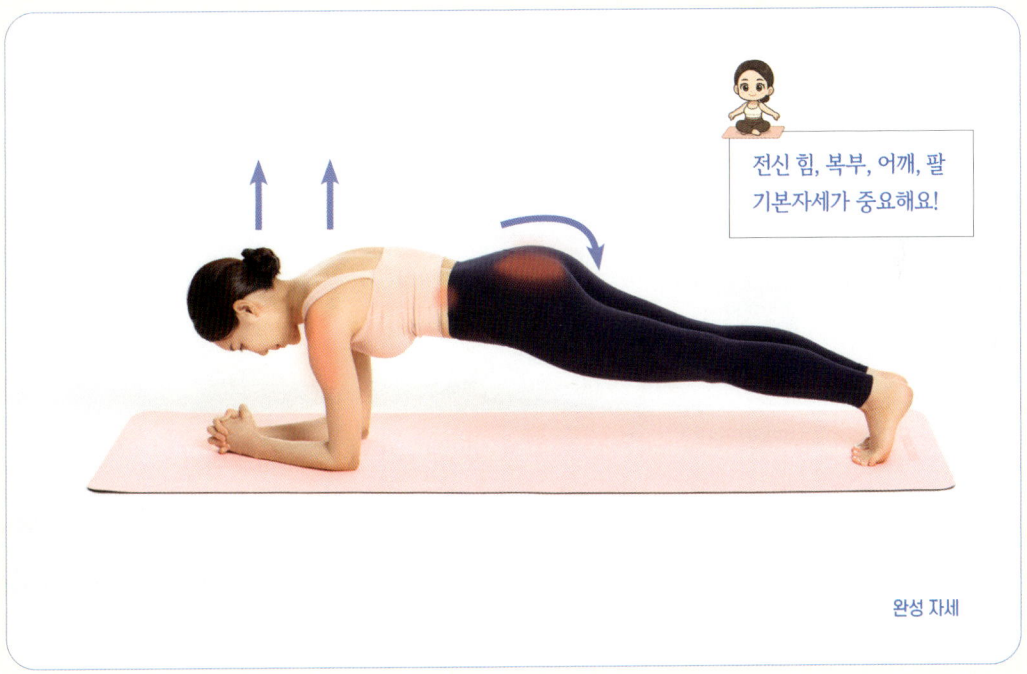

전신 힘, 복부, 어깨, 팔
기본자세가 중요해요!

완성 자세

2 한쪽 다리를 뻗은 상태에서 가능하다면 이제 반대 다리도 두 다리를 붙여서 똑같이 뻗고 지지합니다. 다리 간격은 열지 않고 붙이고 가는 것이 복부 힘과 안쪽 허벅지 힘, 엉덩이 힘을 함께 연결하는데 수월합니다. 플랭크 자세로 처음에는 10초부터 1분까지 늘려서 유지해보세요. 이때 처음에는 자세를 잘 만들었더라도 중간에 자세가 무너지면 억지로 버티지 말고 끊어가는 것이 중요해요.

| 플랭크 응용 | 힙 익스텐션 |

난이도 ☆★★★★
세트 양발 각 10회

플랭크 기본자세에서 한쪽 다리씩 위로 올려서 엉덩이 아래 부분을 밀어내듯 올렸다가 다시 내리는 동작입니다.

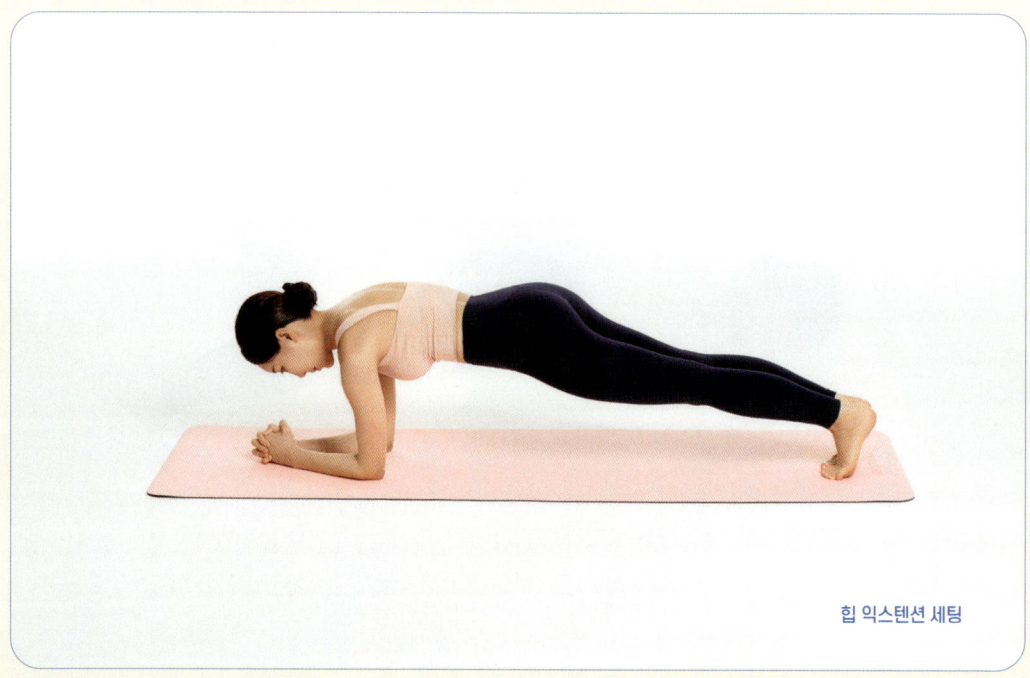

힙 익스텐션 세팅

1 플랭크 기본자세를 만듭니다.

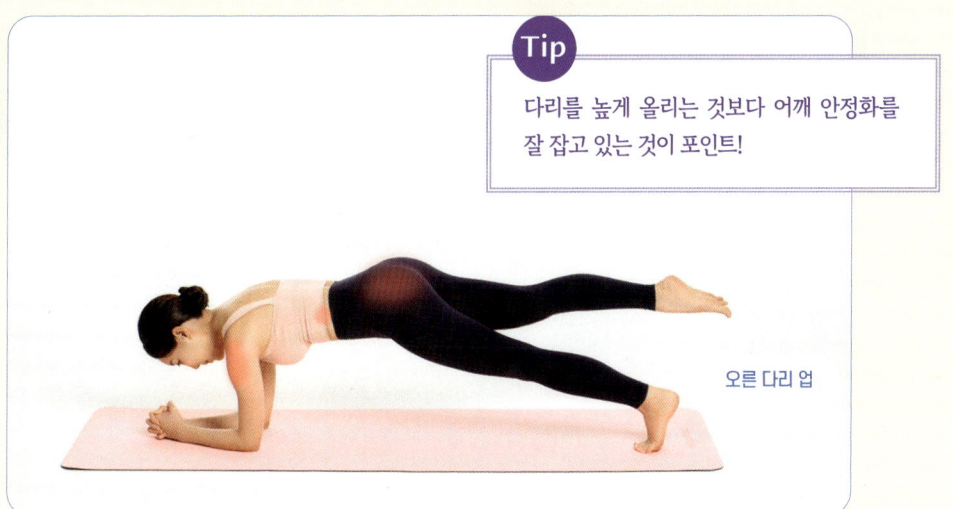

Tip
다리를 높게 올리는 것보다 어깨 안정화를 잘 잡고 있는 것이 포인트!

오른 다리 업

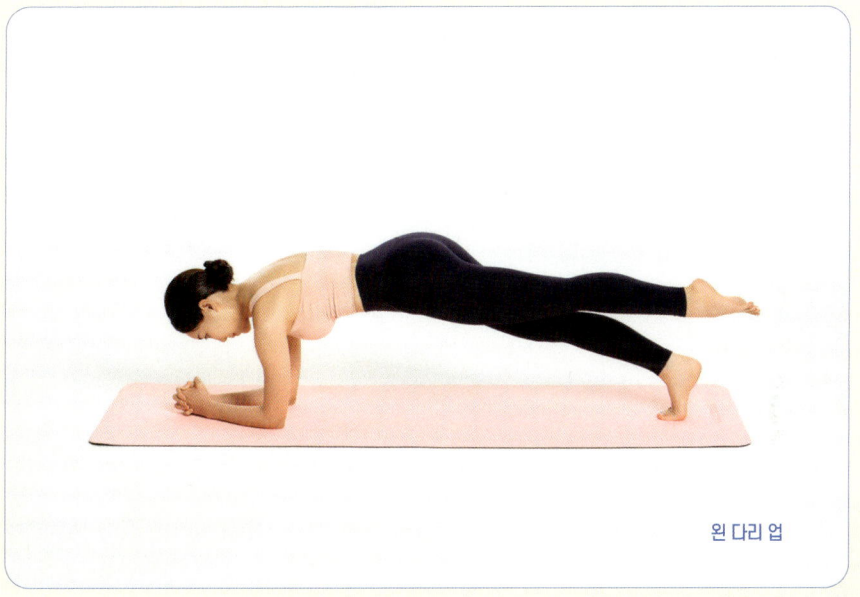

왼 다리 업

3 플랭크 자세에서 오른 다리를 10개 밀어올리고, 왼 다리도 10개 밀어올린 뒤 내려옵니다.

| 난이도 ☆★★★ | 세트 10회 |

플랭크 응용 | 골반 트위스트

골반 트위스트는 플랭크 자세에서 골반을 좌우로 트위스트 하는 동작입니다.

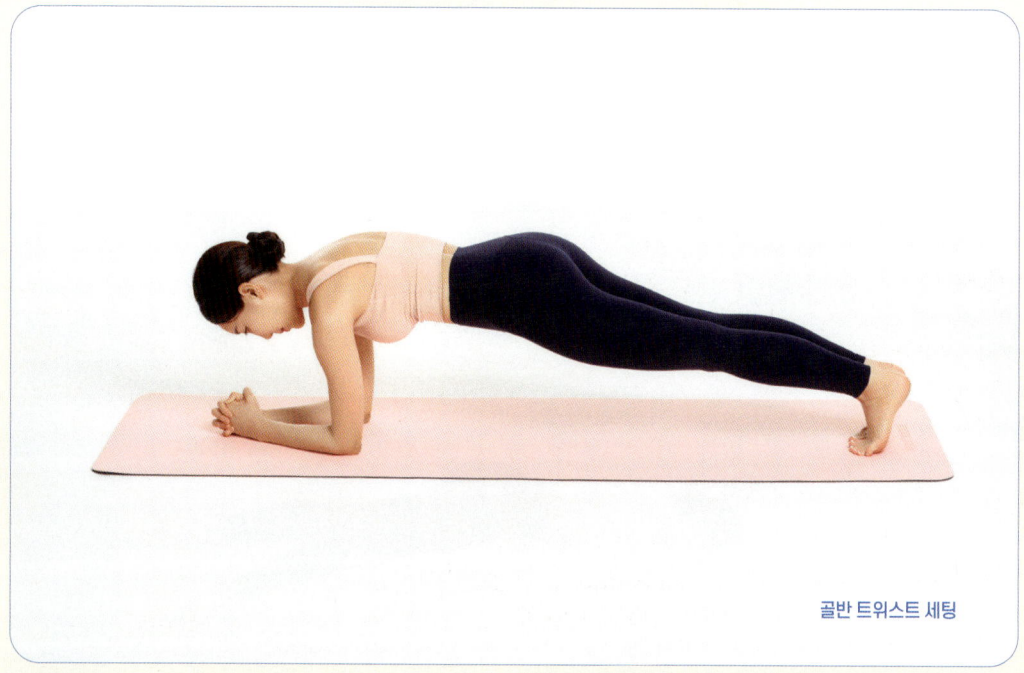

골반 트위스트 세팅

1 플랭크 기본자세를 잡습니다. 이때도 어깨 안정화를 유지하는 것이 중요합니다.

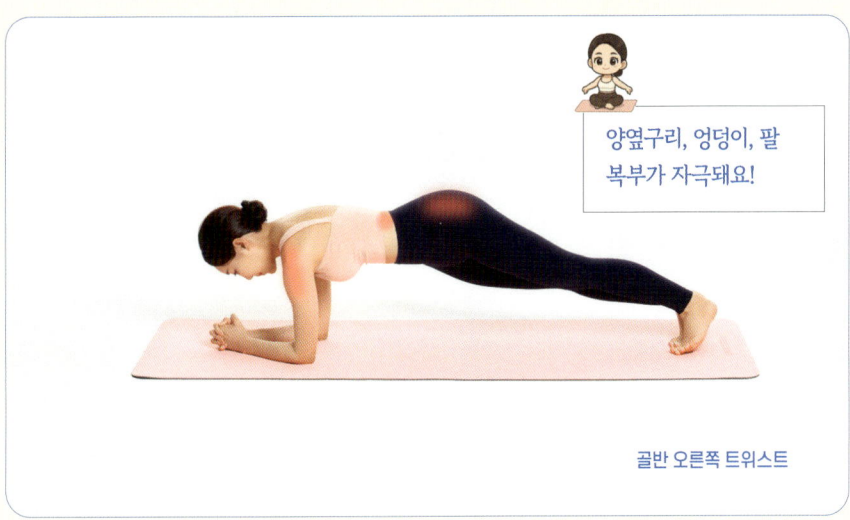

양옆구리, 엉덩이, 팔 복부가 자극돼요!

골반 오른쪽 트위스트

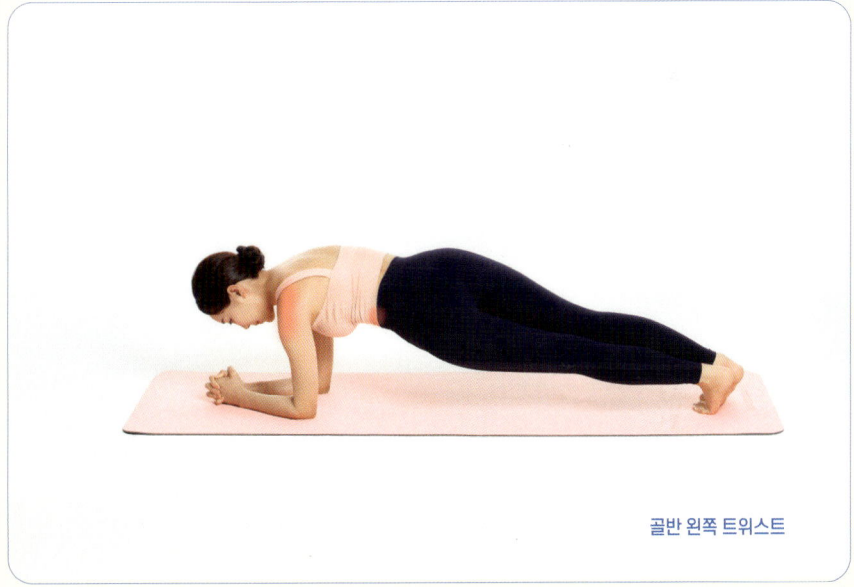

골반 왼쪽 트위스트

2 플랭크 자세에서 골반을 오른쪽으로 보냈다가 다시 중립, 다시 왼쪽으로 보냈다가 다시 중립. 이렇게 1세트로 총 10번 반복 후 내려오세요.

| 플랭크 응용 | 돌핀 플랭크 |

난이도 ☆★★★★
세트 10회

플랭크 자세에서 고관절 앞면을 접어 꼬리뼈를 천장 쪽으로 밀어냈다가 다시 플랭크로 돌아오는 동작입니다.

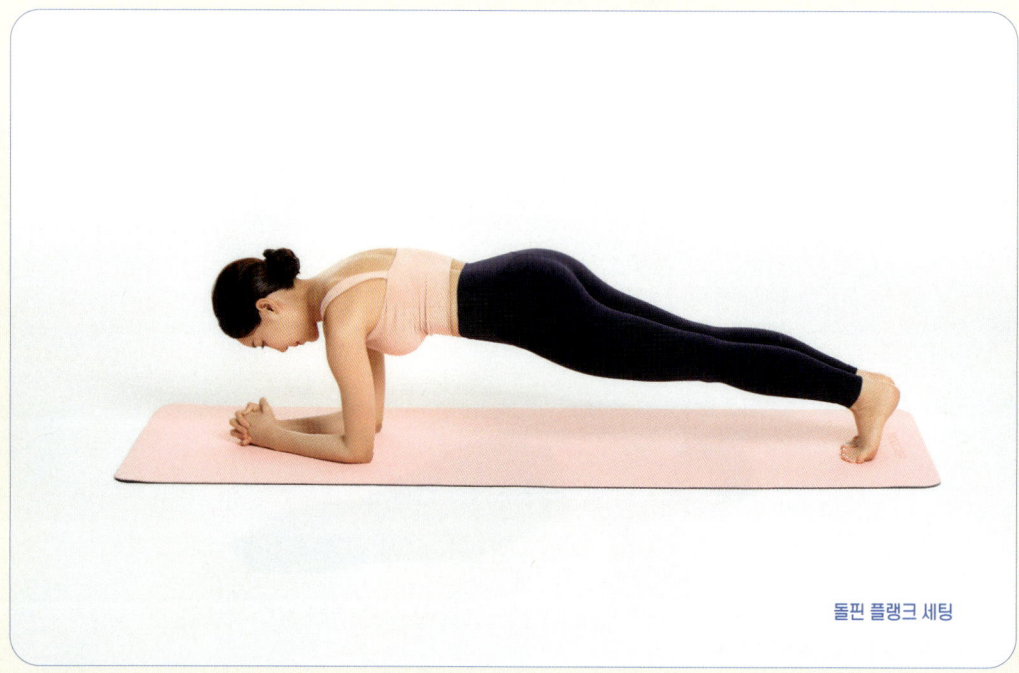

돌핀 플랭크 세팅

1 마찬가지로 플랭크 기본자세를 잡습니다.

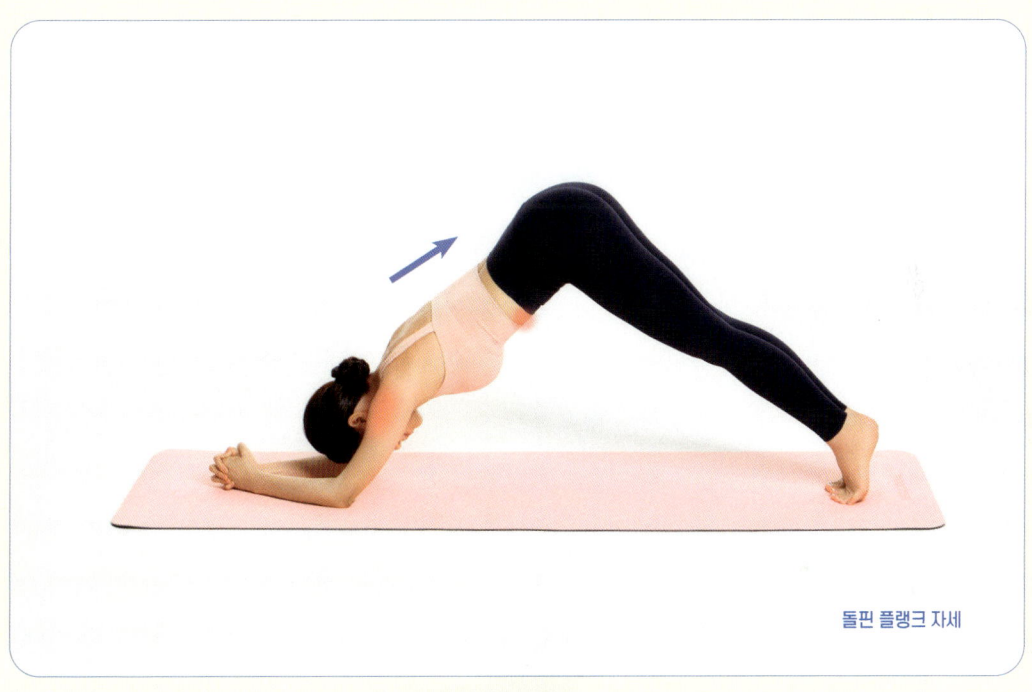

돌핀 플랭크 자세

2 꼬리뼈를 천장 쪽으로 밀어냅니다. 플랭크로 다시 돌아왔을 때 팔꿈치 위에 어깨가 맞는지, 고개가 숙여지지 않는지, 허리가 꺾이지 않는지 체크해보세요.

난이도	세트
☆☆☆★★	10회

사이드 플랭크 | 예비 자세

본격적으로 사이드 플랭크를 배우기 전에 예비 자세를 먼저 연습해봅니다.

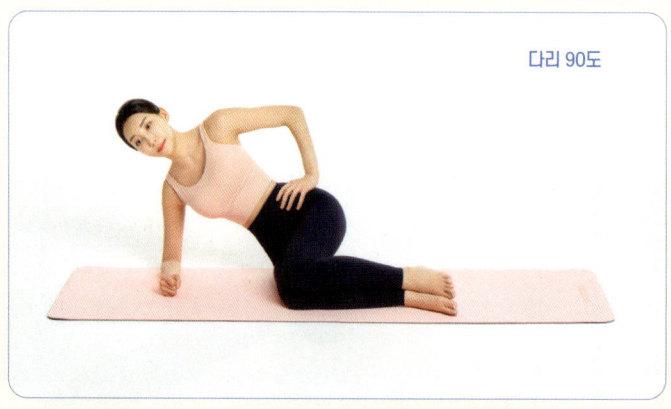

다리 90도

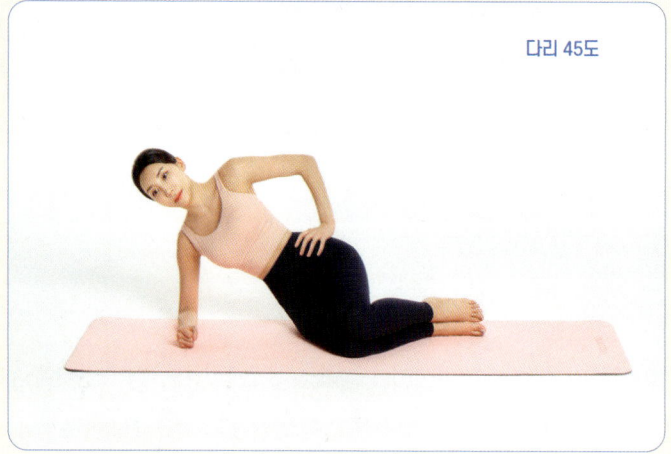

다리 45도

1 오른팔을 바닥에 대고 팔꿈치 위에 어깨 수직 라인을 맞춰주세요. 두 다리는 90도로 접어 엉덩이와 어깨 라인을 맞춰주세요. 그다음 다리를 45도로 뒤로 접어 보내고 윗다리를 뻗어주세요.

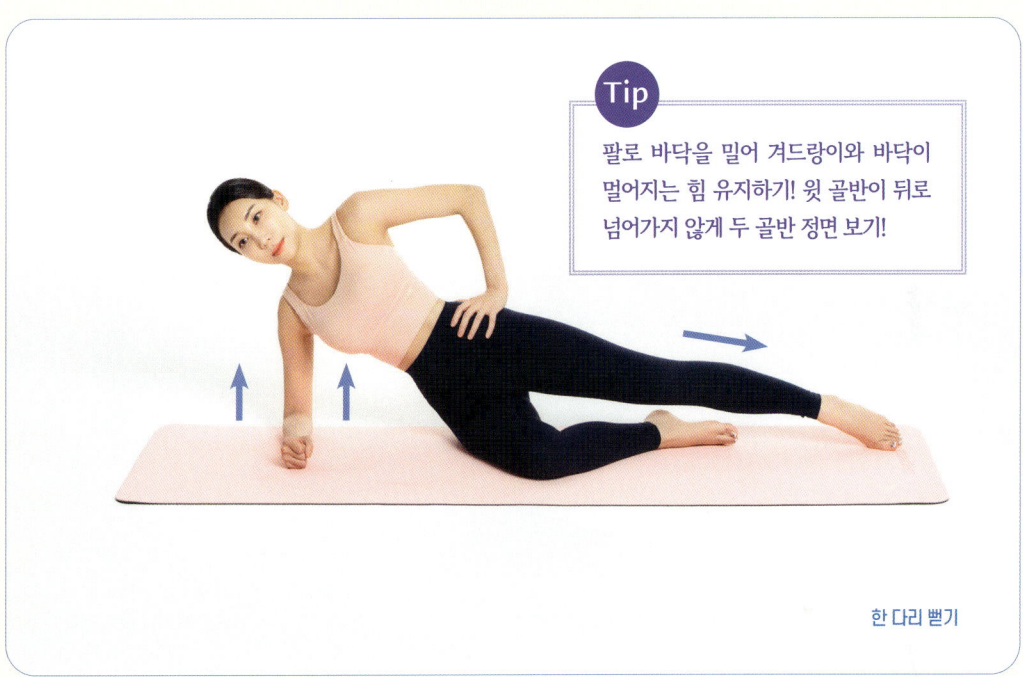

Tip
팔로 바닥을 밀어 겨드랑이와 바닥이 멀어지는 힘 유지하기! 윗 골반이 뒤로 넘어가지 않게 두 골반 정면 보기!

한 다리 뻗기

2 그다음 다리를 45도로 뒤로 접어 보내고 윗다리를 뻗어주세요.

난이도	세트
☆★★★★	10초~1분

사이드 플랭크 | 기본자세

사이드 플랭크 본 동작을 배워봅니다.

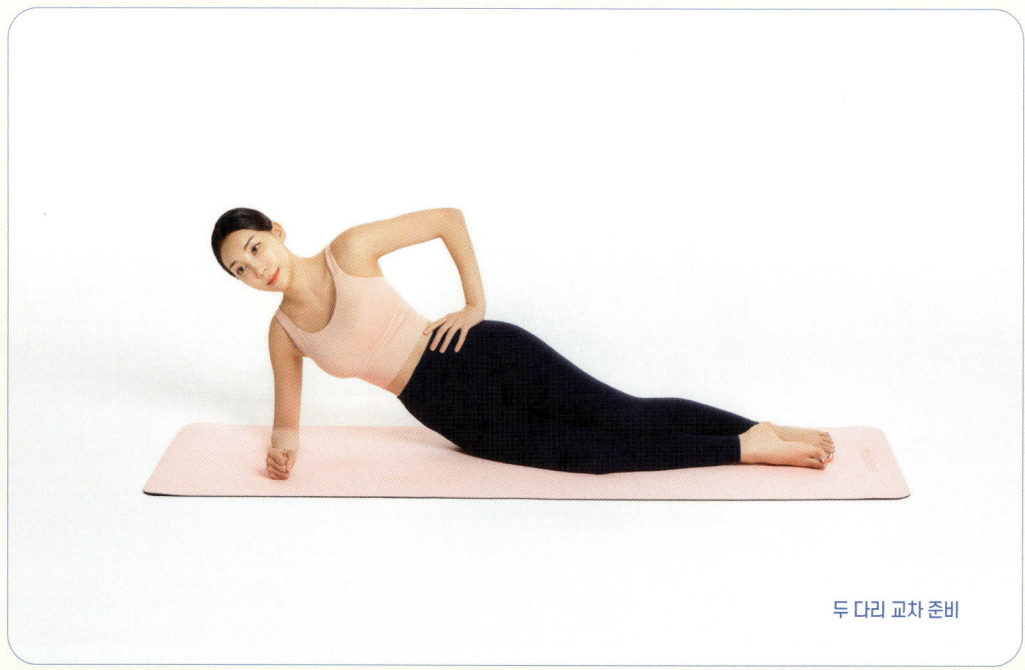

두 다리 교차 준비

1 오른팔을 바닥에 대고 팔꿈치 위에 어깨 라인을 맞춰주세요. 오른팔을 대는 자세에서는 오른쪽 발날을 옆으로 대고 다리를 뻗어주고 반대 왼쪽 다리를 오른 다리 앞에 교차해주세요. 이때 발가락으로 버티는 것이 아니라 두 발은 발날만 가볍게 바닥에 둡니다.

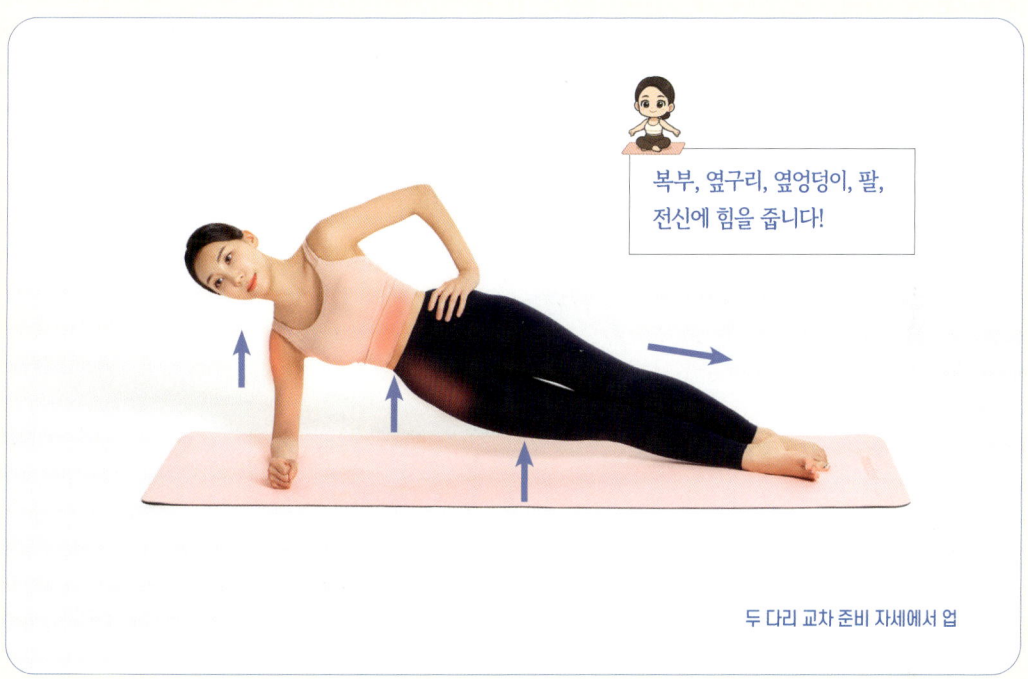

복부, 옆구리, 옆엉덩이, 팔, 전신에 힘을 줍니다!

두 다리 교차 준비 자세에서 업

2 이 자세로 처음에는 10초 유지, 최종적으로는 1분 유지까지 늘려보세요. 처음에는 많이 어려울 수 있습니다. 예비 자세만 연습해도 괜찮습니다. 기본자세도 자세가 무너진 상태로 억지로 오래 버티려고 하지 않고 10초씩 끊어서 늘려가주세요. 반대 다리도 동일하게 진행해주세요.

사이드 플랭크 응용 | 힙 업다운

난이도 ★★★★★
세트 한 방향당 10회 2세트

사이드 플랭크 자세가 잘 된다면 응용 동작까지 같이 해봐요.

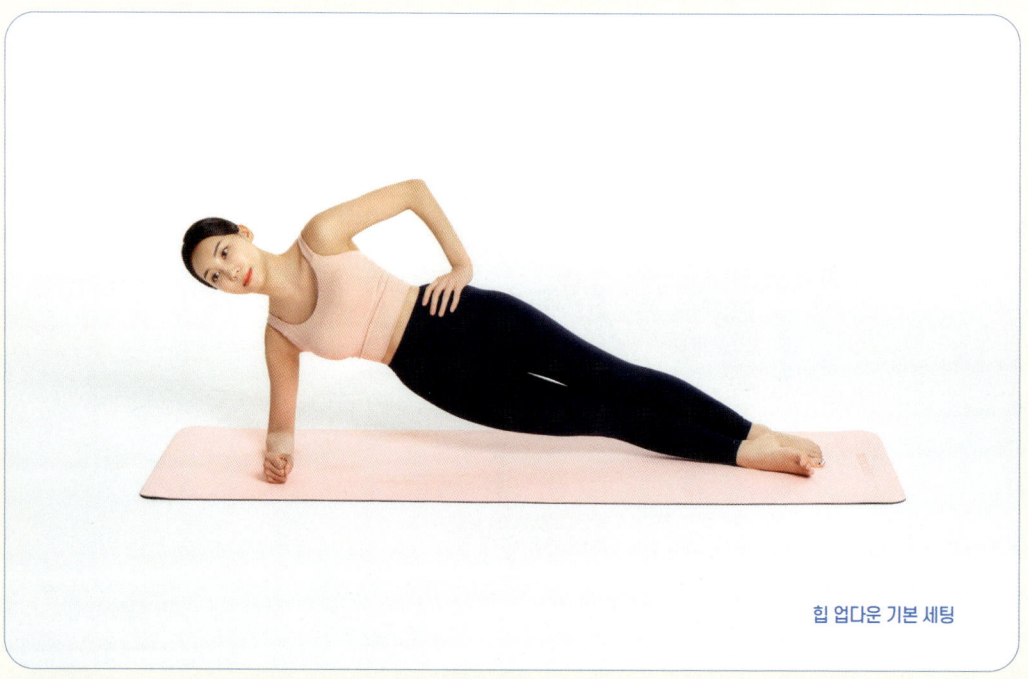

힙 업다운 기본 세팅

1 사이드 플랭크 기본자세에서 엉덩이를 아래로 내렸다가 다시 위로 올려주세요.

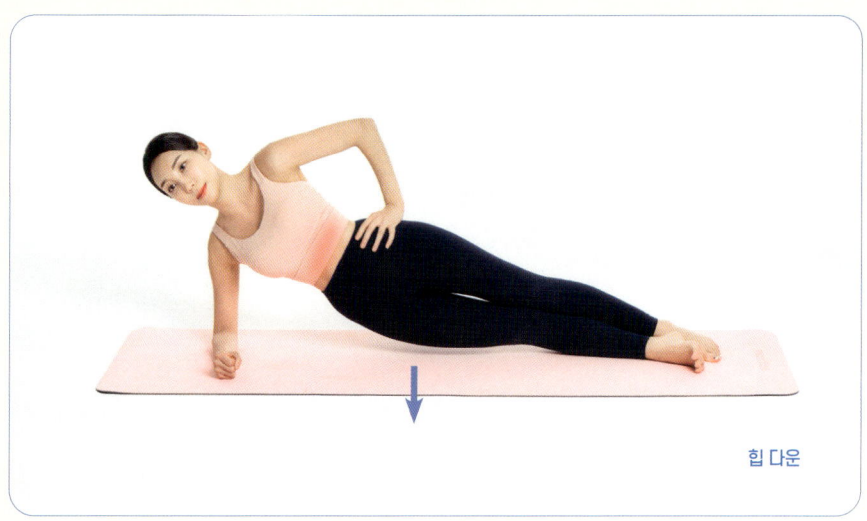

힙 다운

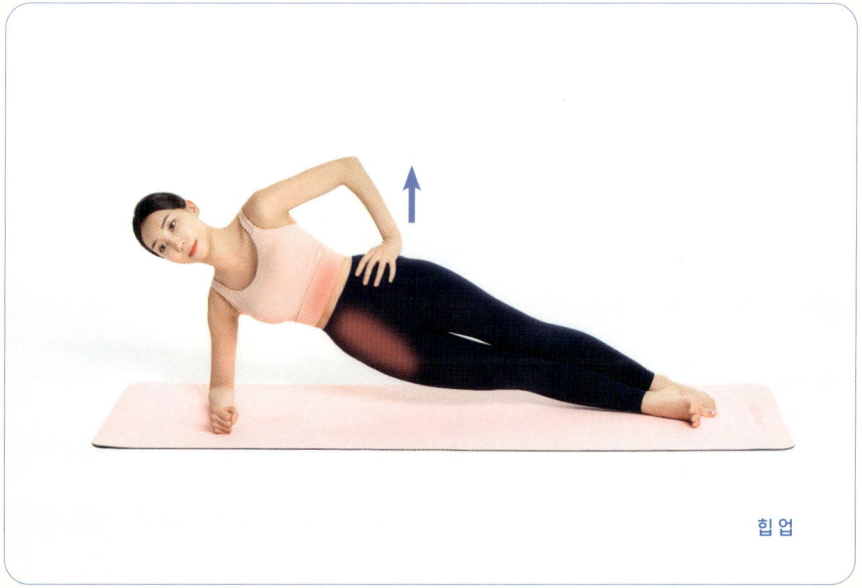

힙 업

2 마시는 숨에 가볍게 내리고 내쉬는 숨에 엉덩이 힘을 주어 올려주면 됩니다. 이렇게 양쪽 당 각 10회씩 연습해주세요.

| 사이드 플랭크 응용 | # 인어공주 동작 |

난이도 ★★★★★
세트 한 방향당 10회 2세트

사이드 플랭크 두 번째 응용 동작입니다. 어려우면 힙 업다운 응용만 연습해도 좋아요.

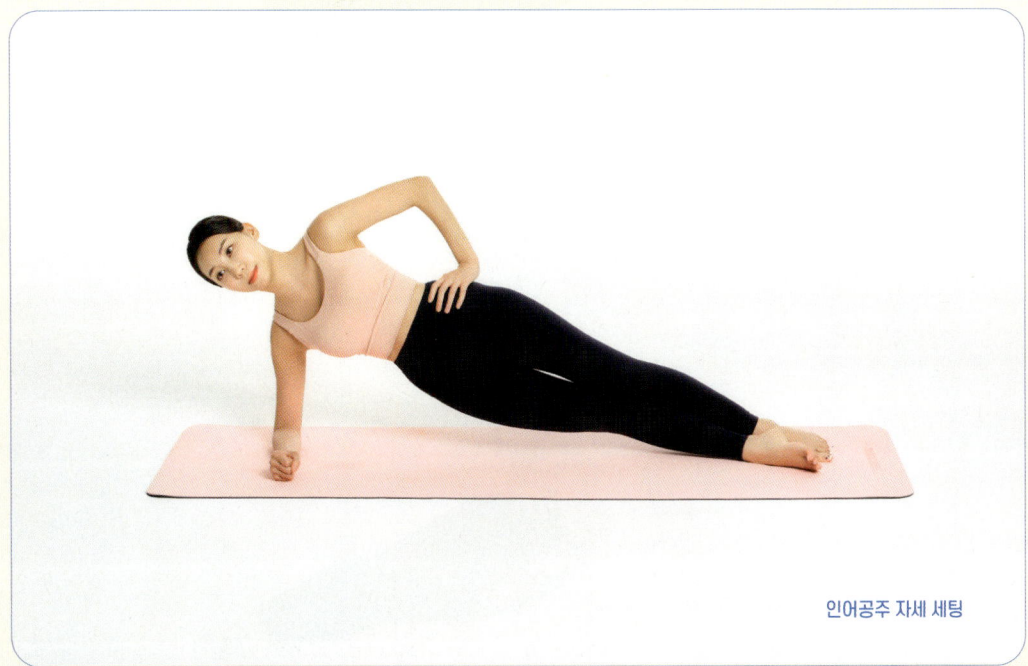

인어공주 자세 세팅

1 기본자세에서 위에 있는 팔을 옆으로 뻗어주세요.

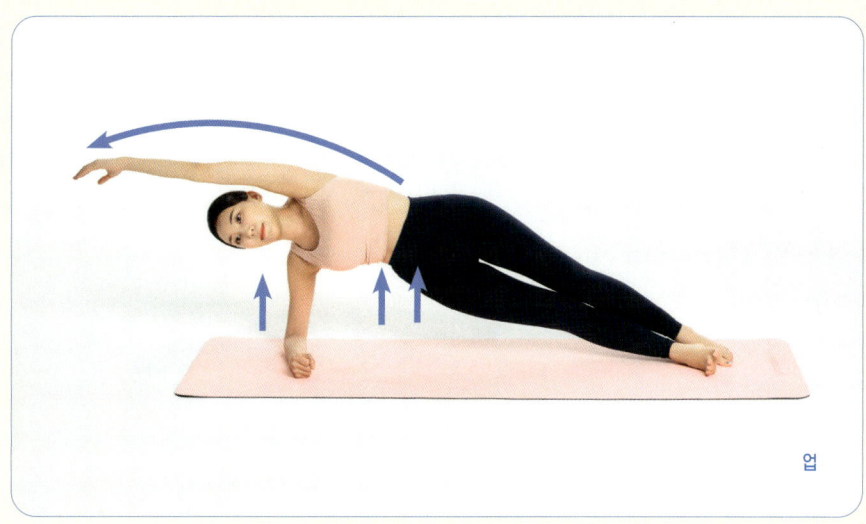

업

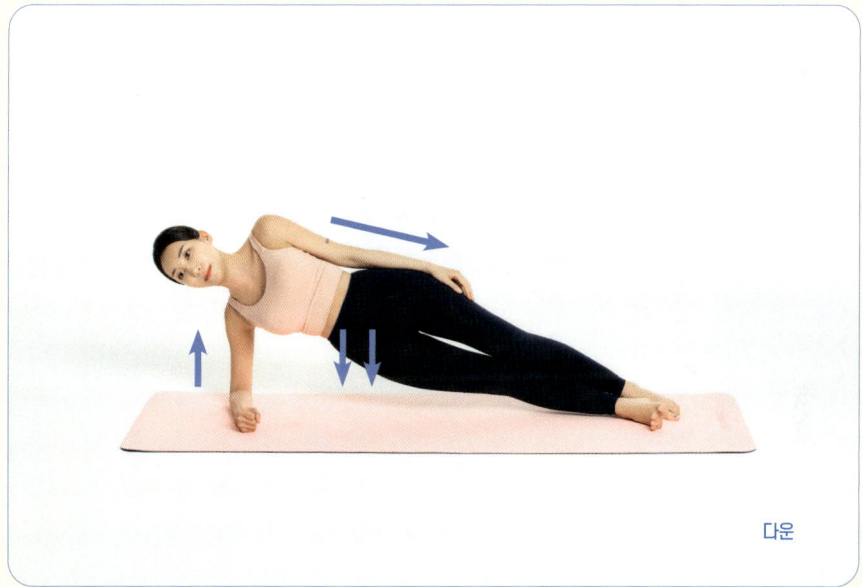

다운

2 그대로 아래 엉덩이와 아래 옆구리 힘으로 몸을 위로 밀어내면서 팔도 어깨 위로 뻗어주었다가 다시 내려옵니다. 한 방향당 10회씩 진행합니다. 인어공주 동작이 너무 어렵거나 팔을 위로 뻗을 때 어깨 불편함이 있다면 힙 업다운 동작으로 대체해도 좋아요.

이것만 하면 된다
플랭크 5분 시퀀스

플랭크 (1분)

↓

사이드 플랭크 1분 (오/왼)

↓

사이드 플랭크 힙 업다운 응용 1분 (오/왼)

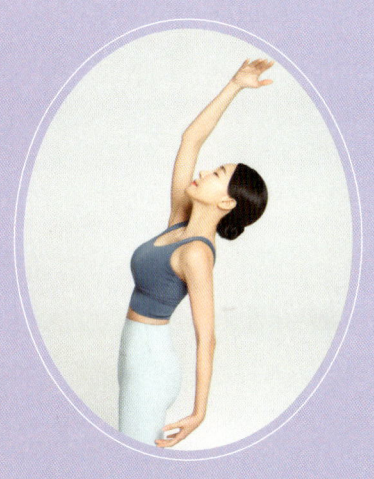

CLASS 6

키 5cm 커 보이는
윤주코치 식단

지금까지 키 5cm 커 보이는 특화 운동법을 배워보았어요. 키가 커 보이기 위해서는 체지방이 과하지 않은 체형을 만드는 것 또한 중요합니다. 이번 장에서는 힘들지 않게 체지방을 쏙쏙 뺄 수 있는 식단과 식습관에 대해서 배워보려고 합니다.

윤주코치 식단은 단백질과 혈당에 중점을 두고 있어요. 윤주코치의 정석 식단대로 실천하면 근육량은 유지 또는 늘리면서 체지방만 쏙쏙 빼는 신기한 경험을 할 수 있습니다.

윤주코치의 정석 식단

정석 식단은 닭가슴살 100g~150g과 현미밥 130g 그리고 소량의 김, 김치로 구성되어 있어요. 닭가슴살 대신 계란 3개 혹은 다른 단백질원을 먹는 것도 괜찮습니다. 현미밥도 체질에 따라 나에게 맞는 당 지수 낮은 탄수화물로 대체해도 괜찮습니다. 그리고 최소한의 염분을 섭취하기 위해서 김과 김치 소량을 함께 먹는 식단인데요. 꼭 김과 김치 아니라 반찬 2종류를 500원 동전 크기만큼 소량 섭취하면 됩니다.

이렇게 정석 식단으로 하루 2번~3번 식사를 하고 허기질 때 식사 대용 쉐이크로 한 번 정도 대체 식사를 해주면 근육량은 유지하면서 체지방만 몇백g씩 빠지는 재미있는 경험을 할 수 있어요.

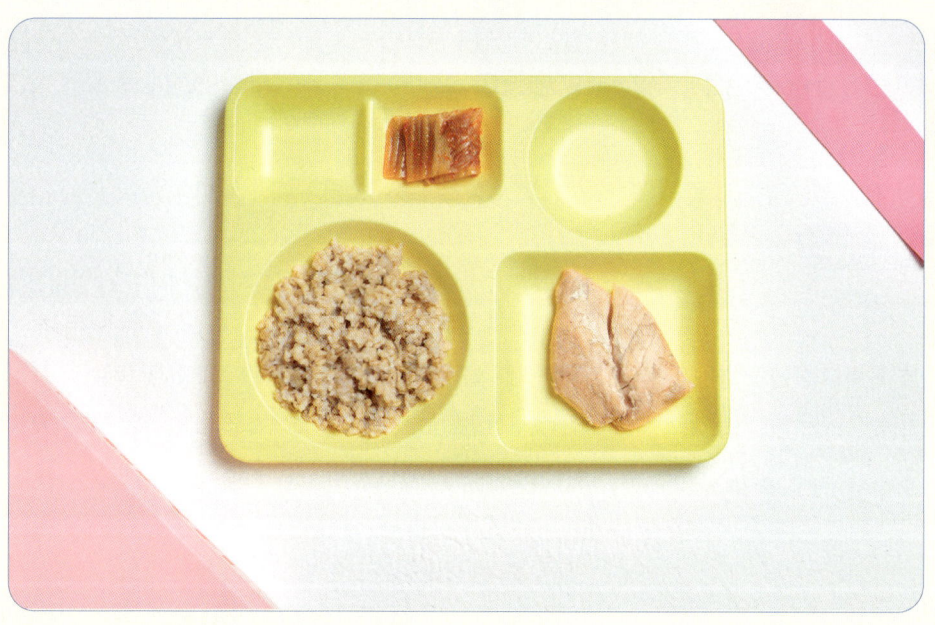

정석 식단을 기반으로 한 4주 식단표

정석 식단으로 하루를 채우는 것보다 빠른 효과를 보고 싶은 분들에게는 윤주코치의 4주 식단표를 추천드립니다. 정석 식단을 기반으로 구성되어 있고, 1주 차에는 지금까지 무너진 체질과 습관을 비워내는 '비움의 과정', 2주 차부터는 단계적으로 채워내는 '채움의 과정'으로 이루어져 있어요. 쉐이크와 닭가슴살은 윤주코치 픽 외의 다른 브랜드를 이용해도 괜찮습니다.

+5cm 식단 프로그램 : 1주 차(비움)

1주 차	1일 차	2일 차	3일 차	4일 차	5일 차	6일 차	7일 차
아침 영양제	유산균							
1끼니	라누보 쉐이크						
2끼니	라누보 쉐이크						
3끼니	올리브유 야채 구이 야채 100g + 후추, 소금 or 스리라차 소스 (허기지면 닭가슴살 50g or 삶은 계란 1.5개 추가 가능)			정석 올리브유 야채 구이 야채 구이 + 닭가슴살 50g 또는 삶은 계란(단백질) 1.5개			
4끼니	라누보 쉐이크						
운동	윤주코치 클래스 10분 이상 듣기						
저녁 영양제	종합 비타민(의학 소견)						
공복 시간	10시간에서 12시간			각 끼니당 4시간에서 4시간 반 공복 취침 2시간 전 식사 마무리			
허용 식품	녹차, 홍차, 호박차 등 당 2g 미만의 그릭 요거트, 두유, 콩물						

+5cm 식단 프로그램 : 2주 차(채움 1단계)

2주 차	8일 차	9일 차	10일 차	11일 차	12일 차	13일 차	14일 차
아침 영양제	유산균							
1끼니	라누보 쉐이크						
2끼니	유누즈 정석 식단	라누보 쉐이크	유누즈 정석 식단				
3끼니	올리브유 야채 구이			야채 100g + 후추, 소금이나 스리라차 소스 찍어 먹기			
4끼니	라누보 쉐이크						
운동	윤주코치 클래스 10분 이상 듣기						
저녁 영양제	종합 비타민(의학 소견)						
공복 시간	10시간에서 12시간			각 끼니당 4시간에서 4시간 반 공복 취침 2시간 전 식사 마무리			
정석 식단	닭가슴살 100g or 채우닭 100g or 채우란 2개/구운란 1개 + 채우닭 현미 곤약밥 110g or 현미밥 or 잡곡밥 + 고춧가루/간장 베이스 반찬 500원 동전 2개 분량						
허용 식품	녹차, 홍차, 호박차 등 당 2g 미만의 그릭 요거트, 두유, 콩물						

+5cm 식단 프로그램 : 3주 차(채움 2단계)

3주 차	15일 차	16일 차	17일 차	18일 차	19일 차	20일 차	21일 차
아침 영양제	유산균							
1끼니	라누보 쉐이크						
2끼니		유누즈 정석 식단				라누보 쉐이크	유누즈 정석 식단
3끼니	올리브유 야채 구이 + 허용 식품 내 단백질 추가 야채 100g + 후추, 소금이나 스리라차 소스 찍어 먹기						
4끼니	라누보 쉐이크						
운동	윤주코치 클래스 10분 이상 듣기						
저녁 영양제	종합 비타민(의학 소견)						
공복 시간	10시간에서 12시간			각 끼니당 4시간에서 4시간 반 공복 취침 2시간 전 식사 마무리			
정석 식단	닭가슴살 100g or 채우닭 100g or 채우란 2개/구운란 1개 + 채우닭 현미 곤약밥 110g or 현미밥 or 잡곡밥 + 고춧가루/간장 베이스 반찬 500원 동전 2개 분량						
허용 식품	녹차, 홍차, 호박차 등 당 2g 미만의 그릭 요거트, 두유, 콩물 닭고기, 소고기, 돼지고기, 양고기 지방 적은 부위 100g~150g 야채 구이에 추가 현미밥 → 삶은 고구마, 감자, 단호박 대체 가능 운동 후 바나나, 방울토마토, 토마토, 견과류, 블랙커피 오후 2시 이전 가능						

+5cm 식단 프로그램 : 4주 차(채움 1단계 안정화)

4주 차	22일 차	23일 차	24일 차	25일 차	26일 차	27일 차	28일 차
아침 영양제	유산균						
1끼니	라누보 쉐이크						
2끼니	유누즈 정석 식단		라누보 쉐이크	유누즈 정석 식단			
3끼니	올리브유 야채 구이			야채 100g + 후추, 소금이나 스리라차 소스 찍어 먹기			
4끼니	라누보 쉐이크						
운동	윤주코치 클래스 10분 이상 듣기						
저녁 영양제	종합 비타민(의학 소견)						
공복 시간	10시간에서 12시간			각 끼니당 4시간에서 4시간 반 공복 취침 2시간 전 식사 마무리			
정석 식단	닭가슴살 100g or 채우닭 100g or 채우란 2개/구운란 1개 + 채우닭 현미 곤약밥 110g or 현미밥 or 잡곡밥 + 고춧가루/간장 베이스 반찬 500원 동전 2개 분량						
허용 식품	녹차, 홍차, 호박차 등 당 2g 미만의 그릭 요거트, 두유, 콩물						

정석 식단을 지킬 수 없을 때 어떻게 해야 할까?

앞서 정석 식단과 정석 식단을 기반으로 만들어진 4주 식단표를 함께 배워보았어요. 그런데 사실 실생활에서는 예기치 못한 이슈들로 정석 식단을 지킬 수 없는 경우가 생기기 마련이에요.

이럴 때는 스트레스 받지 않고 하루의 전체 밸런스를 맞춰보려고 해주세요.

먹고 싶거나 먹어야 하는 메뉴 1인분을 천천히 음미하면서 먹어보세요. 그리고 나머지 식사는 식사 대용 쉐이크나 단백질원이 충분히 포함된 샐러드로 하루 식사량의 전체 밸런스를 맞춰주는 거예요. 이렇게 생각하면 쉽습니다.

꼭 기억해야 할 것!

"먹고 싶은 메뉴 무엇이든지 1인분을 천천히, 즐겁게 음미하면서 먹어보세요!
이외 식사는 쉐이크 등으로 가볍게 밸런스 맞춰주세요!"

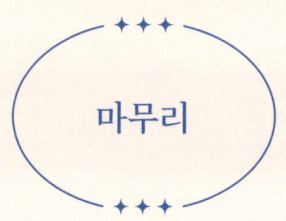

마무리

'키 5cm 커 보이기'의 여정이 끝났습니다. 저는 우리 독자님들이 이 책을 통해 삶을 바꾸고 지금보다 내일 더욱 행복해졌으면 좋겠습니다. 저는 20대 초만 하더라도 도드라지게 두꺼워진 앞벅지와 휘어 보이는 종아리가 정말 신경 쓰였어요. 10cm 이상의 하이힐을 신지 않으면 외출하는 것을 꺼릴 정도였죠. 심지어 13cm 힐을 신고 학교에 갔다가 바닥에 걸려 넘어져 발목에 반깁스를 한 적도 있답니다. 하하. 이랬던 제가 지금은 이 책에 담긴 방법으로 몸을 바꾸고 이제는 흰 티에 청바지, 운동화만 신고도 자신 있게 다니게 됐답니다.

저는 몸을 바꾸는 것은 단순히 몸이 아닌 인생 전반을 변화시키는 것이라 믿습니다.

이 책을 보는 우리 독자님들도 저와 함께 콤플렉스를 극복하고 더욱 행복해지길 기원합니다. 끝으로 벌써 강사 경력 10년 차가 된 지금, 이 책을 빌어 지금까지 제게 가르침을 주신 선생님들께 감사의 말씀을 드립니다.

감사합니다.

초판 한정 부록

Only 단행본 구매자에게만 공개!

아이 넷 맘 회원님도 11자 복근 완성!
하루 10분 윤주코치의 시크릿 시퀀스 영상 강의

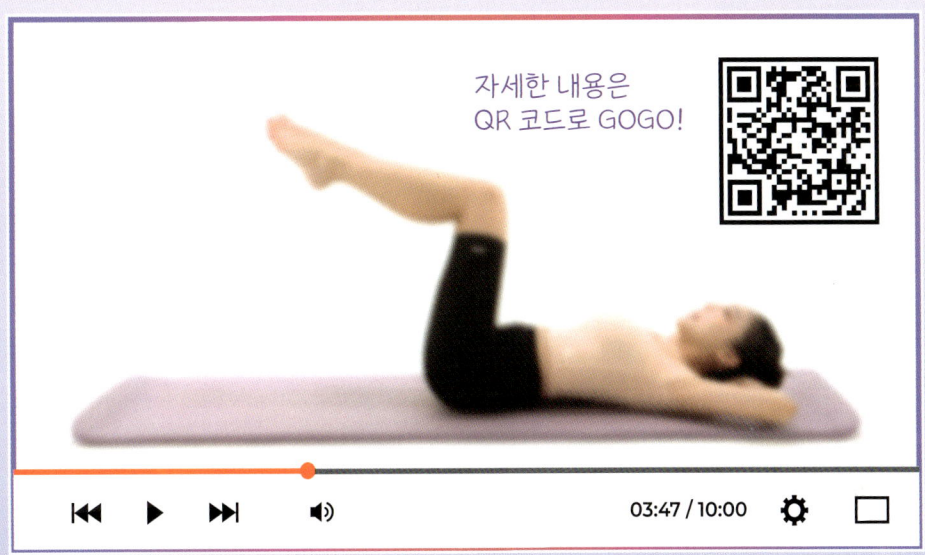

지금, 나를 위한 첫걸음을 내디뎌보세요.
윤주코치가 당신의 '진짜 변화'를 함께합니다.

하루 5분 윤주코치 5cm+ 운동법

초판 1쇄 인쇄 2025년 6월 16일
초판 1쇄 발행 2025년 6월 27일

지은이 | 윤주코치(옥윤주)
펴낸이 | 권기대
펴낸곳 | ㈜베가북스

주소 | (07261) 서울특별시 영등포구 양산로17길 12, 후민타워 6-7층
대표전화 | 02)322-7241   **팩스** | 02)322-7242
출판등록 | 2021년 6월 18일 제2021-000108호
홈페이지 | www.vegabooks.co.kr   **이메일** | info@vegabooks.co.kr
ISBN | 979-11-94831-08-2 (13510)

---

* 책값은 뒤표지에 있습니다.
* 잘못된 책은 구입하신 서점에서 바꾸어 드립니다.
* 좋은 책을 만드는 것은 바로 독자 여러분입니다.
* 베가북스는 독자 의견에 항상 귀를 기울입니다. 베가북스의 문은 항상 열려 있습니다.
* 원고 투고 또는 문의사항은 위의 이메일로 보내주시기 바랍니다.